イラスト　女性と健康

〈第3版〉

～大人の女性になるための健康知識～

齋藤　麗子

布施　晴美

徳野　裕子

高橋　幸子

東京教学社

まえがき

　人生80年時代となって久しいこの頃，わが国の女性の平均寿命はさらに延びて世界上位を続けています．しかし，健康寿命を考えますと女性では平均寿命よりも約12年も短い状況です．この健康寿命を今後，平均寿命に近づけるには，若い時から良い生活習慣や健康に関する正しい知識を持ち，生活の質（QOL：クオリティー・オブ・ライフ）の向上が重要となります．今20歳前後の娘を持つ保護者たちは，娘にそのような健康的な生活の知恵や知識をどのように伝えているのでしょうか．

　本書は，若い女性が大人の女性になるために今，知っておいてほしい健康情報を届けることを目的にしています．この内容を知るだけではなく，十分に理解して普段の生活に役立ててほしいと思います．また，理解したのちに母や姉妹や，友人にも伝えられる情報です．将来家庭を持った時にも次世代に伝えてほしい内容で，これからさらなる長寿社会の中で，健康寿命を延ばすことに役立ててほしいと願っています．

　そして，身体的な悩み事があった時には1人で悩まずに，この本が少しでも手助けになってくれることを願います．

　本書の特徴として，執筆者は医師，看護師・保健師，管理栄養士それぞれが，専門性を生かしながら，女子教育や育児の経験を踏まえて，調査研究などのエビデンスに基づく内容を分かりやすく語りかけています．イラストも多用していますので印象に残ることを期待しています．

　筆者は小児科臨床医と公衆衛生医師としての長年の経験から，予防医学的な考えを多く含みました．

　そしていままでの講義後の学生の感想や質問も取り入れて，若い人の認識を確認しながら執筆しました．自分の健康は自分で守るという気概を醸成することができれば幸いです．

　今後の展開としましては講義の教科書としての使用や，選択講義の関係で受けられなかった学生の購入，さらに一般の母親や父子家庭の父親が，娘に伝えたいこととして活用していただければ嬉しいことですし，大人の女性になるための健康知識の手助けになることを願っています．

　また，本書の執筆にあたり，多くの専門図書や学術論文を引用・参考文献として活用させていただきました．ここに関係の各位に謝意を表します．

2017年4月

十文字学園女子大学教授

健康管理センター長　医学博士

齋藤　麗子

第3版　改訂にあたって

　本書を2017年に出版してから7年が経過しました．大学では教科書として使っていますが，他の女子系大学でも取り入れていただいているようです．若い女性が大人になるには必須の知識という前提で作成したものですので，普遍的な内容となっているからでしょう．

　授業後の感想では「今まで考えたことのない健康寿命を延ばす生活を考えるようになった」「家に帰って授業のことを母や姉と話すようになった」「食べることについて関心を持つようになった」「生きるための食や日常の食について意識するようになった」「月経について前向きに考えるようになった」「タバコを吸う人とは付き合わないと思う」など将来に向けて受けた影響を多くの学生が記入していました．

　今回の改定では各種データを更新し，2020年4月から施行の健康増進法の改定や，2023年の厚生労働省健康づくりのための睡眠指針の改定，最近若い男性に増加している加熱式タバコについても取り上げました．紙巻きタバコに比べて煙が無く害が少ないと宣伝されていますが，発生する蒸気の中には有害物質も含まれていて，許可していない国もあります．健康増進法やコロナ対策で禁煙の場所が増えたはずですが，加熱式タバコは吸えるという矛盾が起きています．

　緊急避妊ピルについても以前より手に入りやすくなってきましたが，月経や妊娠，避妊の項目では産婦人科専門医である高橋幸子先生（埼玉医大学地域医学医療センター産婦人科医師）に執筆していただきました．感謝いたします．授業での学生の質問や日ごろの性教育の経験などを参考に，随所においてわかりやすく説明されています．

　2020年以後は新型コロナ感染症の広がりとともに，感染予防しながら自分の健康は自分で守るという考えが広がりました．「正しく恐れる」ことが必要です．基本的な手洗いの徹底，食生活の改善，免疫力を上げて感染防止，発症予防に努めることなどは将来様々な仕事に従事する時や，家庭を持つ際にも本書が役立つと思います．

2024年4月

十文字学園女子大学　名誉教授

健康管理センター長　医学博士

齋藤麗子

目　次

第1章　健康寿命を延ばす知識と生活

第2章　大人になるための知識

第3章　女性のからだ

第4章　知って予防できる病気

第**7**章　食中毒から身を守る

（図・イラスト：高橋由季，須藤康子）

（表紙デザイン：高橋由季）

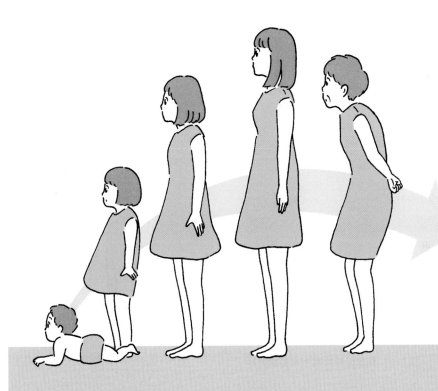

　近年，日本女性の平均寿命は毎年世界でも上位になっています．長生きをするというだけではなく，最近は健康寿命という考え方があります．自立して活動できる期間を延ばしていこうということです．それには高齢になってからよりも，若いうちの生活習慣が重要です．若い人にとってはかなり先のことを今から考えるのかと思うかもしれませんが，ぜひ今から将来の自分を考えてください．そして今からできることを探してください．健康とともにいろいろな若さも保つことも考えましょう．この章では健康寿命を延ばすための知識について学びます．

1　平均寿命と健康寿命

(1) 平均寿命

　日本人の平均寿命は60年前の1964年は男性67.67，女性72.87歳でしたが，2015年は男性80.79歳，女性87.05歳，2019年には男性81.41歳，女性87.45歳とかなり延びています（図1-1）．女性は毎年世界でも上位を保っています（表1-1）．しかし最近は寿命といっても年数だけでなく生活の質も含んだ健康寿命という考え方が広まってきました．健康寿命とは，人の寿命において，健康上の問題で日常生活が制限されることなく自立して生活できる期間を意味します．人が心身ともに健康で自立して活動し生活できる期間で，クオリティ・オブ・ライフという考え方に根ざして，人がどれだけ健康で豊かに生きられるかを表す指標といえます．

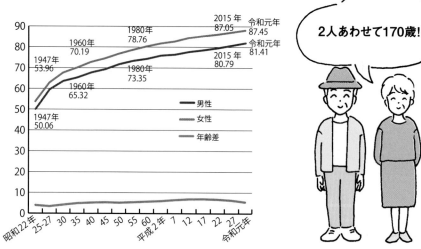

図1-1　日本の男女別平均寿命推移

資料：厚生労働省「平成27年簡易生命表」より作成

表1-1　先進国の男女別平均寿命の比較

	男（歳）	女（歳）	作成期間（年）
日　本	81.47	87.57	2021
カナダ	79.82	84.11	2018-2020
アメリカ合衆国	74.2	79.9	2020
フランス	79.26	85.37	2021
ドイツ	78.64	83.40	2018-2020
イタリア	80.135	84.691	2021
スイス	81.6	85.6	2021
イギリス	79.04	82.86	2018-2020

資料：当該政府からの資料によるもの

(2) 健康寿命

　健康寿命について，厚生労働省の試算では，平成22年と令和元年を比べると，男性は70.42年から72.68年へと女性は73.62年から75.38年と延びています．一方，平均寿命をみると，同期間で，男性は79.55年から81.41年へと女性は86.30年から87.45年へと延びています（図1-2）．

　また，国立社会保障・人口問題研究所の日本の将来推計人口（平成29年推計）によれば，2019年から2040年にかけて，平均寿命は男性では81.41年から83.27年へと1.86年，女性では87.45年から89.63年へと2.18年とさらに延びることが予測されます．女性は長生きの分，平均寿命と健康寿命の差が長くなっています．健康寿命を延ばすということは，人生の最後まで元気で健康で自立して楽しく毎日を過ごすことができる期間が延びるということで，多くの人が願う，とても理想的な生き方かもしれません．

　今後，こうした平均寿命の延伸とともに，健康な期間だけではなく，不健康な期間も延びることが予想されます．国民の健康づくりの一層の推進を図り，平均寿命の延び以上に健康寿命を延ばす（不健康な状態になる時点を遅らせる）ことは，個人の生活の質の低下を防ぐ観点からも，社会的負担を軽減する観点からも重要です．

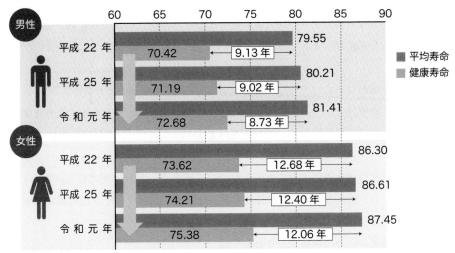

資料：○平均寿命：厚生労働省「平成22年完全生命表」「平成25年簡易生命表」「令和元年簡易生命表の概況」
　　　○健康寿命：厚生労働省「平成22年・平成25年簡易生命表」，厚生労働省「平成22年/平成25年人口動態統計」
　　　　「健康寿命の令和元年値について」

図1-2　平均寿命と健康寿命の差

　健康寿命を延ばすことを目標とした国民運動「スマートライフプロジェクト」では，禁煙，運動，食生活，検診を呼びかけています．対象は高齢の方だけではなく，特に若い人たちに訴えています．元気な高齢者になるには若いうちからの生活習慣が重要です．

　喫煙習慣は若い時から始まり，病気になるまでやめられない人もいます．喫煙者は非喫煙者より10年早く歳をとるといわれています．運動習慣も若いうちからの積み重ねが骨密

度などに影響します．歳を取ってから骨折すると，運動機能が低下し寝たきりになる恐れが大きいので，骨を丈夫にすることは若いうちから気を付けなければなりません．食生活の乱れや飲酒は糖尿病や高血圧，肝臓疾患などにも関わります．

　若いうちから将来の自分を見据えて，健康に関する意識を持つことは，健康寿命を延ばすことにつながります．今後の少子高齢社会では，高齢になっても自分のことは自分でできる自立した生活を送ることができるように，若い今のうちから，健康的な生活習慣を身に付けてください．

(3) 健康寿命を延ばすには若い時からの生活習慣の見直し

①適度な運動
- 毎日プラス10分の身体運動をこころがけましょう．

  例えば，通勤，通学時の早歩き，部屋や家の掃除など，日常での身体の動きを増やすだけで健康的な生活に変わります．学内ではなるべく階段を使うのも良いでしょう．

②適切な食生活
- 食事をおいしく，バランスよく，時間も考えましょう．
- 主食・主菜・副菜は健康な食事の第一歩です．
- 身体に必要な栄養素をバランスよく摂りましょう．
- 朝ごはんを必ず食べましょう．

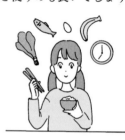

③禁　煙
- タバコを吸わないだけでなく，受動喫煙（5章参照）も避けましょう．
- 喫煙や受動喫煙により，肺がんや心臓病，脳卒中などにかかりやすくなります．運動能力や美容にも悪影響です．老化も進みます．

④睡　眠
- 適度な睡眠時間を確保することが必要です（表1-2）．睡眠不足では食欲が落ち，免疫力も低下し，勉強の集中力の維持にも関わります．なるべく夜の12時前には眠れると良いですね．
- 良質な睡眠のための環境づくりとしては，
  1）日中にできるだけ日光を浴びる
  2）寝床にはスマホやタブレットを持ち込まない．
  　暗くして寝る．
  3）寝室の温度設定や寝る1〜2時間前に入浴する．
  4）静かな睡眠環境を確保する．
  　（健康づくりのための睡眠指針の改訂　令和5年）

⑤ストレス
- ストレスを溜めない発散する工夫を

⑥飲　酒

・若いうちから日常的に飲酒をしない

・適量にとどめる

表1-2　健康づくりのための睡眠指針2014

～睡眠12箇条～	
1　良い睡眠で，からだもこころも健康に．	7　若年世代は夜更かしを避けて，体内時計のリズムを保つ．
2　適度な運動，しっかり朝食，ねむりとめざめのメリハリを．	8　勤労世代の疲労回復・能率アップに，毎日十分な睡眠を．
3　良い睡眠は，生活習慣病予防につながります．	9　熟年世代は朝晩メリハリ，ひるまに適度な運動で良い睡眠．
4　睡眠による休養感は，こころの健康に重要です．	10　眠くなってから寝床に入り，起きる時刻は遅らせない．
5　年齢や季節に応じて，ひるまの眠気で困らない程度の睡眠を．	11　いつもと違う睡眠には，要注意．
6　良い睡眠のためには，環境づくりも重要です．	12　眠れない，その苦しみをかかえずに，専門家に相談を．

資料：厚生労働省　平成26年3月

2　女性のライフサイクルの変化

(1) 晩婚化

1950（昭和25）年の時は女性の平均初婚年齢は23歳であったのに対して，2014（平成26）年では29.4歳まで上がっています．これは女性の高学歴化も影響しています（表1-3）．

表1-3　平均初婚年齢と夫妻の年齢差の推移

		夫	妻	年齢差
1950 年	（昭和 25 年）	25.9 歳	23.0 歳	2.9 歳
60	35	27.2	24.4	2.8
70	45	26.9	24.2	2.7
80	55	27.8	25.2	2.6
90	（平成 2 年）	28.4	25.9	2.5
2000	12	28.8	27.0	1.8
10	22	30.5	28.8	1.7
19	（令和 元 年）	31.2	29.6	1.6
20	2	31.0	29.4	1.6

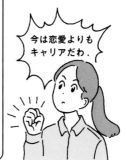

今は恋愛よりもキャリアだわ．

資料：厚生労働省「人口動態統計」より

(2) 少子化・晩産化

　毎年，生まれる子どもの数が減少しています．1950（昭和25）年では，合計特殊出生率[1]
は3.65が，2019（令和元）年は1.36と次第に減少しています（図1-3）．

　　1）合計特殊出生率…15～49歳までの女性の年齢別出生率を合計したもの．

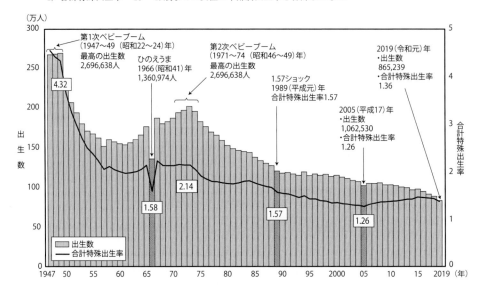

図1-3　出生数および合計特殊出生率の年次推移
資料：厚生労働省「人口動態統計」より作成

---

column

丙午（ひのえうま）干支の組み合わせ

　1966年（昭和41年）は出生数が激減しています．その
代りその前年と翌年には少し増えています．この年に生ま
れる女の子は良くないという迷信を信じる人がいたため
でしょう．この「ひのえうま」は60年ごとに廻ってきます．
　次回の2026年にはこの迷信を信じる人がいなければ出
生数の激減は見られないことでしょう．

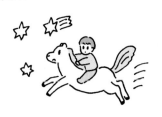

1950（昭和25）年では，第1子を出産する平均年齢が24.4歳であったのが，2013（平成25）年では第1子を出産する平均年齢が30.4歳と高くなっています．2021（令和3年）では平均30.9歳とさらに高くなっています（表1-4）．出産期間の短縮によりトータルの授乳期間も減っています．

表1-4 出生順位別にみた母の平均年齢と第1子出生までの平均期間の推移

	母の平均年齢（歳）				平均期間[2]（年）
	総数[1]	第1子	第2子	第3子	
1950 年（昭和 25 年）	28.7	24.4	26.7	29.4	…
60 　　　　35	27.6	25.4	27.8	29.9	1.79
70 　　　　45	27.5	25.6	28.3	30.6	1.81
80 　　　　55	28.1	26.4	28.7	30.6	1.61
90 　（平成 2 年）	28.9	27.0	29.5	31.8	1.66
2000 　　　12	29.6	28.0	30.4	32.3	1.89
05 　　　　17	30.4	29.1	31.0	32.6	2.09
10 　　　　22	31.2	29.9	31.8	33.2	2.24
13 　　　　25	31.6	30.4	32.3	33.4	2.37

資料：厚生労働省「人口動態統計」より

注[1] 総数は第4子以上が含まれた平均年齢である．
注[2] 父母が結婚生活に入ってから出生順位第1子出生までの平均期間である．

（3）閉経後の寿命が延びている

1924（大正13）年生まれの人の平均寿命は74歳でした．1971（昭和46）年生まれの人の平均寿命は86歳といわれています．約50年間で12歳も延びています．平均寿命が延びるということは，女性の閉経後の年月が長くなります．閉経後にかかりやすい骨粗しょう症の患者が増えている理由の1つです．また，出産や子育てが終わってからの人生が長くなっているともいえます．

（4）100歳長寿の増加

2020年の統計では100歳以上の人口は8万450人で毎年増加しています．そのうち88.2％が女性です．その方々の中では生涯現役と活躍されている方もいらっしゃるのは敬服します．

3　女性の若さとキレイを保つコツ

(1) 皮膚の清潔

　大人になると毎日お化粧をする必要がある生活になることでしょう．帰宅した後や眠る前にはお化粧を落とし，しっかり洗顔して皮膚を清潔にしなくてはなりません．

　眠たいからとか面倒だからとお化粧したまま眠ったりすると，翌朝には皮膚のトラブルが生じるかもしれません．私たちの皮膚の表面の角質や表皮の上層には表皮ブドウ球菌という常在菌があり，これは人にとって特に悪い細菌ではありませんが，さらにニキビのもとになるアクネ菌は角質や毛穴の毛包や皮脂腺に多く存在します（図1-5）．皮脂の分泌が特に多い人は，朝晩の洗顔は絶対に欠かせません．

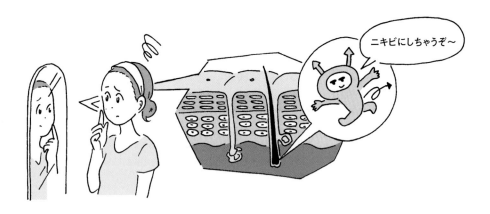

図1-5　皮膚のトラブル

　毛穴がふさがれている状態で，閉じた毛穴の中でアクネ菌の出す酸がたまり，毛穴の内壁が腫れるのがニキビの原因です．毛穴がとじないように毎日石鹸や洗顔フォームでしっかり洗顔することがニキビの予防になります．

　入浴時に体を洗う時には何を使っているのでしょうか？　タオル，ブラシ，ナイロンタオルでしょうか．肌に対しては同じ肌の方が1番刺激が強くないので，手のひらで洗いましょう．ただし，石鹸はよく泡立ててから，体や顔は泡で洗いましょう．若い頃は皮脂の分泌が多いので，なるべくシャワーや入浴は習慣づけてください．

(2) スキンケア

　冬の乾燥する時期や，乾燥肌の人は洗顔後そのままにしているとかゆくなることがあります．保湿の意味で化粧水や乳液をつけましょう．洗顔後の皮膚がまだ温かいうちにつければ，皮膚への吸収が良くなり，なじみやすくなります．洗顔後そのままで乾燥すると，

かゆくなって掻いてしまい，肌を傷つけてしまいます．保湿することによって皮膚のバリア機能が保たれます．保湿クリームはたっぷり塗らないと効果が減ります．

化粧品を使用中，使用後，あるいは使用後に直射日光を浴びた場合などで，肌に，ほてり，かゆみ，赤み，痛み，腫れなどの症状が現れ，化粧品でのトラブルになった時は，図1-6に示すことに注意して，できるだけ早く皮膚科専門医の診療を受けてください（表1-5）．

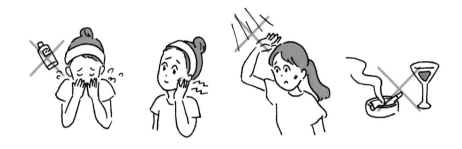

- ただちに使用を中止し，水やぬるま湯で洗い流す．
- 症状の出た部分を水で何回か冷やす．
- 手で触ったり，タオルでこすったりしないように注意する．
- 直射日光を避ける．
- 酒・タバコや香辛料などの刺激物を避ける．
- パーマをかけたり，ヘアカラーリングをするのは見合わせる．

図1-6 化粧品トラブルになったら

表1-5 皮膚科専門医への相談のポイント

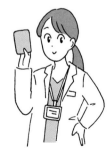

- 症状が出た後，できるだけ期間をおかずに診療を受ける．
- いつから，どのような症状になったのかを伝える．
- 症状が出た時の体調，食事内容，また薬を使用している場合には，使用している外用薬・内服薬の種類，その他の生活全般の様子について詳しく報告する．
- 使用していた化粧品と全成分表示の書かれたものを全て持参する．

(3) 香水やオーデコロン使用の注意

　香水やオーデコロンには，普通の化粧品より高い濃度で香料が配合されており，香料の種類も非常に多岐にわたっています．そのため，香料の種類や使用する人の体質，肌質などによって，香水やオーデコロンをつけて長時間直射日光を浴びると，紫外線の影響で肌がカブレたり，かゆくなったり，肌にしみを作ったりすることがあります．日中外出する時には，できるだけ直射日光のあたる部分を避けて，香水やオーデコロンをつけるようにしましょう．野山を歩く時には香水の香りで蜂が寄ってきますので，つけるのは避けましょう．

　食品を扱ったり，医療関係の仕事やアルバイトでは香水をつけることが不適当な場合もあります．化学物質過敏症の人が身近にいる場合があります．

　香水の強い臭いが周囲への迷惑になる（香害）こともあるので注意しましょう．

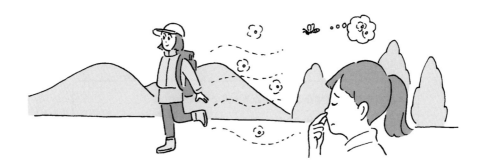

> ### column
>
> #### スキンケア
> 　肌の若さを保つスキンケアとしては清潔，保湿，紫外線防御が大切ですが，そのほか十分な睡眠をとり，受動喫煙などを避けることも大切ですね．若いうちは必ずしも高価な化粧品が必要なのではなく，こまめな手入れで十分です．

(4) 便　秘

　女性は男性よりも便秘の人が多く，女性の半数は自分が便秘だと思っているといわれています．しかし，医学的には3日以上排便が無いことを便秘といいます．毎日排便しなくてはいけないということはないのです．便通にはその人の食事の内容や生活リズムが関係します．人によっては腸の機能が低下することによりますが，これはお年寄りの方が多くなっています．若い人は食事内容や量，生活習慣の方が関係しています．

①排便のしくみ

　口から入れた食物は，胃や腸で消化され水分が多い状態で大腸に入り，ゆっくりと水分が吸収されて固形化して便となり肛門へ送られます（図1-7）．もし何日も大腸の中に停滞していると，水分の吸収が進み硬くなってしまいます．そしてさらに排便しにくくなるのです．

　また，食べる量がとても少ないと，便のもとになるものも少ないので，結果的に便秘状態になります．

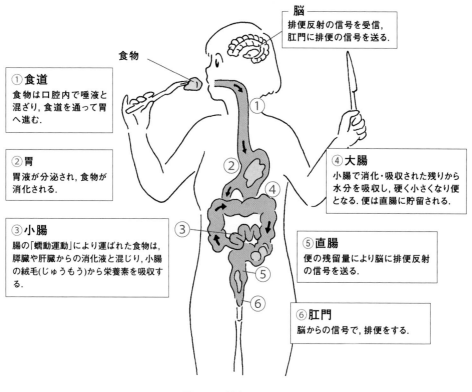

脳
排便反射の信号を受信，肛門に排便の信号を送る．

食物

① 食道
食物は口腔内で唾液と混ざり，食道を通って胃へ進む．

② 胃
胃液が分泌され，食物が消化される．

③ 小腸
腸の「蠕動運動」により運ばれた食物は，膵臓や肝臓からの消化液と混じり，小腸の絨毛(じゅうもう)から栄養素を吸収する．

④ 大腸
小腸で消化・吸収された残りから水分を吸収し，硬く小さくなり便となる．便は直腸に貯留される．

⑤ 直腸
便の残留量により脳に排便反射の信号を送る．

⑥ 肛門
脳からの信号で，排便をする．

図1-7　排便のしくみ

②便秘のタイプ

　便秘には以下のような症状があります．

- 便意があっても出ない
- 力まないと出ない
- 便が硬い
- 便の量が少ない
- 回数が少ない

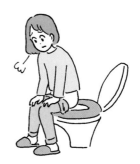

③女性に便秘が多い理由

　身体的理由として，女性は男性に比べ腹筋が弱く，大腸が便を送り出す力が弱いためです．そしてプロゲステロン（黄体ホルモンp.38参照）の影響で体に水分がたまるために，便の水分が吸収され便が硬くなります．さらに腸の蠕動運動も低下させるので月経の前の高温期に便秘しがちです．

　ダイエットで食事の量が減ったり，食物繊維が不足すると腸の動きを低下させます．

　家以外では恥ずかしさのためにトイレを我慢してしまうことも，理由としてありがちです．

④便秘を防ぐには

食生活の注意

　食事は朝昼晩と3食とも食べることです．特に朝食はしっかり食べましょう．

　水分も大切で，特に朝に1杯の水か牛乳を飲むのは効果的です．水分が不足すると便が硬くなって腸の中を動きづらくなります．

　食物繊維は腸の動きを活発にするので，果物，穀物，イモ類，豆，ひじき，寒天，根菜類などを十分食べましょう．腸内環境を整えるために乳酸菌を含むヨーグルトや，納豆などの発酵食品を毎日食べるようにしましょう（詳細は6章）．

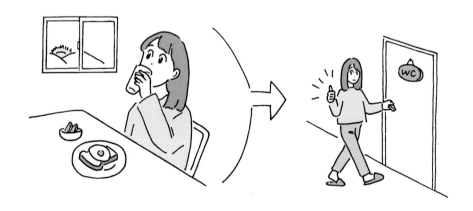

生活習慣の注意

　朝食後にトイレに行く習慣をつけましょう．朝はどうしても時間が無い人は，夕食後の一定時間にトイレに行く習慣をつけましょう．排便したくなった時には我慢しないようにしましょう．運動不足も便秘につながりますのでウォーキングを勧めます．寝不足も便秘に影響することもあります．

腹筋運動

　　排便するためには腹筋が大切です．腹筋運動は寝る前や目が覚めた時など，ベッドで
始めは少しずつからで良いので習慣づけましょう（図1-8）.

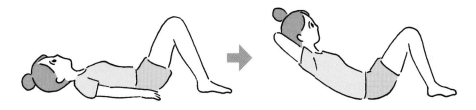

仰向けに寝てヒザを
曲げます．

腹筋に力を入れて
ゆっくり上半身を起こします
頭だけ上げると
首を痛めるので注意．

図1-8　腹筋運動

お腹のマッサージ

　　お腹をマッサージする時は，大腸の走行を考え，大きな「の」の字を描くようにマッ
サージしましょう（図1-9）.

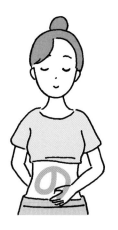

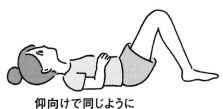

仰向けで同じように
大きな「の」の字を描く
マッサージもあります．

ゆっくり軽くマッサージします．

図1-9　お腹のマッサージ

4　各種年齢

　ひとことで年齢といってもいろいろな年齢が考えられます．自分でコントロールできるものはどれでしょうか．

(1) 戸籍年齢

　出生届による誕生日から決まっているので，この年齢は変えることはできません．誰でも1年に1歳ずつ増えていきます．戸籍年齢によって18歳で選挙権が与えられ，運転免許を取得することもできます．20歳で飲酒や喫煙も許可されます．民法により結婚は男性18歳，女性16歳で認められますが[1]，20歳までは保護者の同意が必要です．

　　1) 現在，女性も18歳に引き上げる事を検討中です．

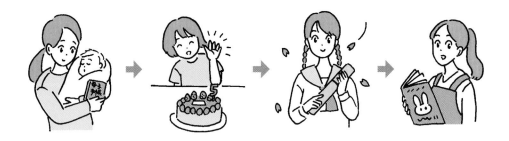

(2) 肌年齢

　肌が一番キメ細かいのは，赤ちゃんの時です．すべすべでムチムチしていて触っていて気持ちよいものです．肌は日光に当たったり，乾燥したりして老化が始まり，そして進行していきます．日頃の手入れで将来の肌の状態が決まるのです．寝る前にお化粧はしっかり落として洗顔をしてすぐにタオルで乾かし，化粧水などのスキンケアを怠らないように．どんなに眠くてもスルーできません．たとえ高価な洗顔フォームやクリームはなくても清潔が大切です．

　真夏の直射日光や，冬の雪面の照り返しを避けるために，日焼け止めクリームを上手に使いましょう，夏の小麦色の肌も魅力的ですが，将来のしみのもとを作っているのです．地球温暖化の時代，直射日光の強い期間が昔より延長していますので，日焼けしすぎないようにしましょう．

　冬の乾燥から肌を守る保湿をすることで肌年齢の老化を遅らせることができます．マッサージも血行を良くするということで老化を防ぎます．喫煙は細かいシワを増やすだけで

はなく，しみやくすみのもとですし，毛穴も開きます．受動喫煙も悪影響があるので避けましょう．

(3) 血管年齢

歳をとって体の血管の弾力が硬くなると，脳梗塞や心筋梗塞などの病気の原因となります．若い時からの生活習慣，食生活や血液中のコレステロールの値が影響し，中年になってから人によってかなりの差が出ます．血管が硬くなるのを防ぐには，高血圧の予防と，適度な運動とタバコを吸わないことが大切です．

(4) 骨年齢

骨の年齢は骨密度で表されます．骨密度は20歳から40歳半ばまでにピークとなり，その後50歳を過ぎてからどんどん密度が減っていきます（図4-14参照）．そこで若いうちに骨密度を高めておけば，骨年齢の老化は遅らせることができます．老人健診で骨密度を測ると，年齢の割に低下が進んでいない人は，運動をずっと続けていたり，牛乳を毎日飲んでいたり，カルシウムを適量摂っていたりする人です．努力次第で改善がみられます．

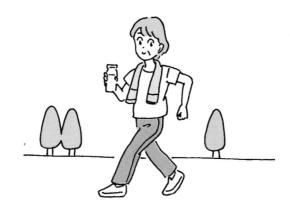

(5) 精神年齢

気持ちの年齢です．戸籍年齢とは関係なく，その人の気持ちや前向きな生き方かどうかで決まります．何でも「歳のせいで」「この歳で」とあきらめずに，いくつになってもいろいろなことに興味を持ち，新しいことにチャレンジしたり，年下の人とのコミュニケーションを続けることなどで若返ることができます．

ただし，スポーツにチャレンジする場合に，その時の自分の体力を考えずにいきなり実行すると，思わぬ怪我をすることがあるので注意が必要です．高齢化社会の中で，気持ちの若い人が増えれば社会もさらに活性化することでしょう．

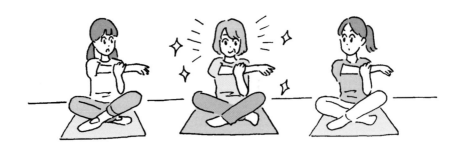

(6) 見た目年齢

　同窓会や，クラス会などで久しぶりに旧友に会った時に，それぞれの見た目の差をかなり感じるものです．もともとは同じ年齢なのにそう見えないことがあります．つい，「おいくつですか？」などと聞いてしまったり….

　この見た目年齢は肌年齢や精神年齢が関係しますが，若い時からの本人の努力と生活習慣，健康状況なども影響するものです．

　このテキストをしっかり読んで参考にしてください．

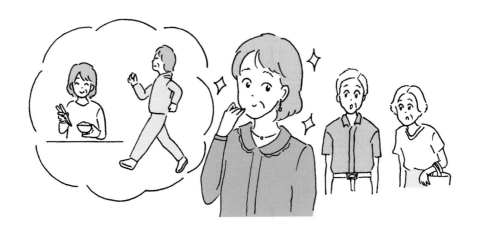

> **考えてみよう**
>
> - 健康寿命について理解していますか？
> - 自分の今後のライフスタイルをイメージしてみよう．
> - 若さを保つために今できることは何でしょうか？
> - 60歳の自分の健康状態を想像して下さい．

第 **2** 章　大人になるための知識

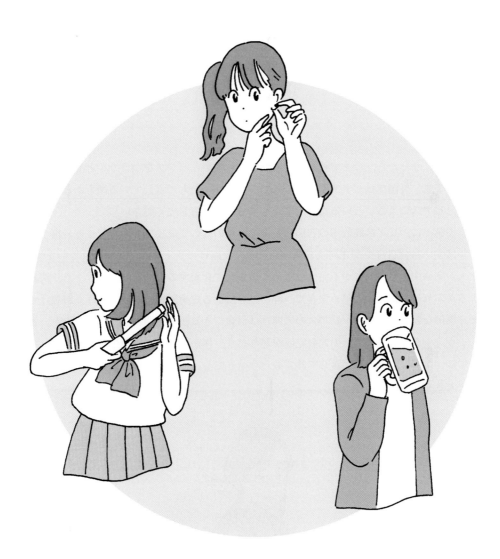

　大人になるということは，自分の行動に対して責任を持つということでもあります．高校生までとは違っていろいろなおしゃれを楽しむことができます．また，これからいろいろな付き合いの中で，お酒の出る場面があるでしょう．アルコールとの付き合い方を知ることは重要です．この章ではおしゃれや飲酒を経験する前に，そのリスクの面も知ってからいろいろ楽しみましょう．

1　おしゃれ障害

　おしゃれをするのは楽しいことです．高校生の時より大学に入ってからは今まで以上に自由におしゃれをすることができます．おしゃれは自分を素敵に見せるとともに，自分に自信が持てる気がすることもあります．ただし，その裏には，いろいろなおしゃれによって自分の体を傷付けてしまうこともあるのです．そのことを知っておいてから，おしゃれを楽しんでほしいと思います．

(1) ピアス

　大学生になったら，今まで校則などで禁止されていたピアスをつけたいと思う人は多いと思います．外国ではピアスが当たり前で，小さな子どもでもしている国もあります．しかし，ピアスによるいろいろなトラブルもあるので注意してください．

　まず第一に，ピアス装着用の穴開けと，その後の穴の完成までの間に起こる各種のトラブルです．自分自身や友達同士で開けられる「穴開けキット」などが売られていますが，素人が実施すると，消毒が不完全で細菌に感染して化膿する例もあります．また，消毒によるかぶれや，留め金の締めすぎで，耳の圧迫による皮膚障害や，さらに耳介が裂けてしまう事例などもあります．ピアスの穴開けは信頼できる医療機関にしてもらうのが一番でしょう．少なくともピアスの穴の完成が遅れたり，何かのトラブルが生じたら，放っておかずに，すぐに皮膚科を受診して診てもらうべきでしょう．重い大きなピアスは耳介に負担が大きくなります．

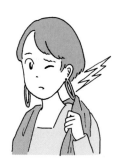

　ピアストラブルの第二の問題は，金属アレルギーの発生です．金属アレルギー性の接触皮膚炎により化膿が原因でしこりができる肉芽種や，ピアスの頭部や留め金の埋没やケロイド症状など様々です（巻末資料参照）．一度，ピアスにより金属アレルギーになった場合，その後数十年にわたり，その金属を拒絶する免疫細胞が体の中に生き続け，後でとんでもない箇所に出てくる場合もあります．特に歯科の治療の際に同じ金属を使うと症状が出ることもあります．

　自分に金属アレルギーがあるかどうかは，穴をあける前に医療機関でパッチテストをしてもらうのが良いでしょう．金属アレルギー性接触皮膚炎の原因の最大のものがニッケルであることは判っているのですから，少なくとも宝飾品の割金としてニッケルを使うことや，金属メッキの下地にニッケル・メッキを使うことなどは禁じるべきでしょう．ピアスを選ぶ時にデザインや可愛さだけで選ぶのではなく，金属成分にも注意して選ぶようにしてください（表2-1）．値段があまりにも安いのはニッケルを使っているのかもしれません．

表2-1　金属アレルギー原因物質

金属アレルギー性接触皮膚炎の原因物質となる可能性の高さ	
原因となる可能性が高い金属	ニッケル，コバルト，クロム
次に可能性が高い金属	亜鉛，マンガン，銅
非常に稀にしかならない金属	銀，プラチナ，金
全く原因とならない金属	チタン

column

金属アレルギーのパッチテスト（Patch test）

　アレルギーの検査法です．

　患者への侵襲が比較的少なく，多種類のアレルゲンを同時に調べる皮膚科またはアレルギー専門の先生にパッチテストで診断してもらいましょう．

　下の写真はパッチテストに使う専用の絆創膏（フィンチャンバー：Finn Chambers）です．

　費用は5000円〜10000円程度と割高ですが，一度診断してもらえばアクセサリーを選ぶ際に困ることはありません．

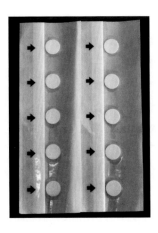 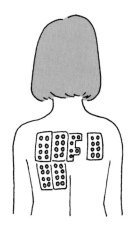

(2) カラーコンタクト

　日本人の瞳（光彩）は茶色が多いものですが，青や緑の瞳になりたいという変身願望を満たすのがカラーコンタクトでしょうか．黒い瞳は目を大きく見せるからと黒を選んで使用している人もいます．

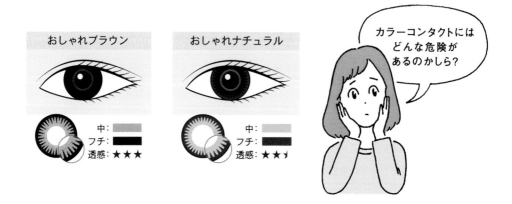

　しかし，独立行政法人国民生活センター「おしゃれ用カラーコンタクトレンズの安全性」（平成18年2月）の眼障害調査結果よると，おしゃれ用カラーコンタクトレンズの使用により生じた眼障害報告167件のうち，重傷は21件（13％），軽傷は146件（87％）でした．また，重傷のうち「後遺症の可能性あり」は13件，「可能性なし」は8件，軽傷のうち「後遺症の可能性あり」は6件でした．重傷とは，治療期間が30日以上のものとしました．眼障害について表2-2に示します．

表2-2　眼障害の一般的な症状

結膜炎…………	結膜の炎症．かゆみ，目脂，充血
角膜炎…………	角膜の炎症．眼痛，充血，かすみ，異物感
角膜びらん……	角膜の剥がれ．眼痛，充血，流涙
角膜上皮剥離…	角膜の剥がれ．眼痛，充血，流涙
角膜浮腫………	角膜のむくみ．かすみ，視力低下
角膜浸潤………	角膜の炎症．眼痛，充血，異物感
角膜潰瘍………	角膜に発生する潰瘍．眼痛，充血，流涙

　障害箇所では，両眼に障害が生じた事例が99件あり，回答があった障害事例の約6割を占めていました．

　この調査では，市販されているカラーコンタクトレンズ2銘柄で，眼粘膜刺激が起こりうる程度の細胞毒性が認められました．さらに4銘柄で色素の溶出が認められ，そのうち

2銘柄では溶出液が蛍光を発していることが確認されました．またアルミニウムなどが溶出しているものもみられたとのことです．

　カラーコンタクトレンズにより視力，夜間視力，動体視力が大幅に低下する場合があり，夜間の運転などに不向きであることが分かりました．おしゃれのつもりが大事故につながるのでは危ないですね．

　また，個人輸入で購入した3銘柄には取扱・使用説明書がなく，そのうち2銘柄については製造者，発売元などの記載がなかったとのことです．

　眼障害の原因として「原因不明」の次に多いのが「手入れ不良」でした．視力矯正用のコンタクトレンズは，初めから眼科などの医療機関で使用法の注意などを聞いています．

　しかし，おしゃれ用のカラーコンタクトはあまり注意せずに気楽に使用していることがあるようです．次に「品質が悪い」ものの使用による眼障害や，「長時間装用」などが原因となっています（図2-1）．

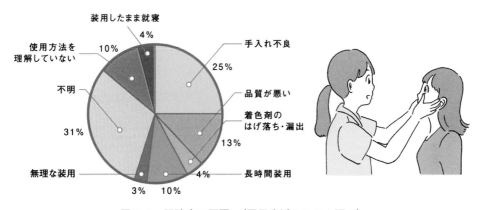

図2-1　眼障害の原因　（国民生活センター調べ）

　視力矯正用のコンタクトレンズは生活にとても便利なものですが，おしゃれ用のカラーコンタクトはあまりお勧めいたしません．

(3) まつ毛エクステンション

　美容室などで，まつ毛に人工毛を接着する「まつ毛エクステンション」の施術を受けた人の4人に1人が，目の痛みやかゆみなどを経験していたというアンケート結果を国民生活センターが発表しました．

　アンケートは，過去1年間に施術を受けたことがある10代から50代の女性1,000人に聞き，このうち250人は目やその周辺などに異変や違和感を感じたことがあると答えました．具体的には「目の痛み，異物感」が最も多く，「目，まぶたのかゆみ」「目の充血」が続きました．

国民生活センターが，接着剤15銘柄の成分も調べたところ，いずれも医療用の接着剤に使われているものの，アレルギー性皮膚反応を引き起こすおそれや，目への刺激性があるといわれる成分でした．接着剤は直接皮膚につけるものではないため，成分に関する規制はありませんが，まばたきした時に皮膚や目に付く可能性があるとして，消費者庁に安全対策の検討を求めました．製造団体にも，より安全性の高い商品の開発を求めたいものです．

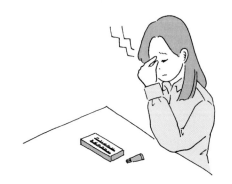

【事例】

　1週間前に無料情報誌を見てまつ毛エクステの施術を受けた．施術の翌日に目が腫れ，医師の診察を受けると，「エクステに使用した接着剤が原因でのアレルギー性結膜炎」と診断された．医師の治療により症状は改善している．

（4）タトゥー

　刺青（入れ墨）がタトゥーといういい方に変わり，ファッションの1つになっています．
　国や民族によっては表現の1つとして定着している場合もあります．さらに男らしさのファッションとして男性モデルやスポーツ選手に広まっている国もあります．しかし現在のわが国では，刺青という概念も残っています．プールや入浴施設や温泉では刺青のある方はお断りと表示しているところが大部分です．
　なぜ刺青により銭湯や温泉で入場拒否されるのでしょうか？　奈良時代頃には刺青は刑罰の一種となっていました．江戸時代にも罪人に対して罪として刺青をいれ，地域などによって，その刺青の内容も異なったようです．紀州（和歌山）では罪人に対して「悪」と腕に刺青をいれて，見せしめの対象となっていたそうです．そのほか，何度も犯罪を繰り返す罪人には「大」や「犬」といった文字を額にいれることも行われていました．
　明治時代に刺青が禁止された以降も，暴力団においては刺青が廃れることはなく，むしろ帰属組織への忠誠を示すために使われました．その結果，「刺青（入れ墨）＝暴力団」というイメージができ，刺青があることで周囲を威圧することにつながったといえます．銭湯に行く人が多かった時代においては，刺青がある人を入場許可してしまうと，周囲の人

が威圧的に感じる可能性が大きいとされました．現在でも一般のお客様の安全と安心を考慮して，多くの銭湯や温泉施設（特に民間）において入場規制につながっていると考えられます．

　日本に大勢の外国からの観光客が来るようになりました．外国人には温泉も大いに魅力的のようです．しかし，銭湯や温泉では刺青のある人は入れませんのでトラブルのもととなっています．シールで隠して入浴を許可する施設も出てきましたが，まだ少ないようです．

　今，面白半分に入れてしまうと，後々面倒なことになります．

　また，刺青の色によっては医療用の検査であるMRI検査が磁気の影響で受けられない場合もあります．

　さらに将来，消したいと思ったときは大変です．レーザーで焼く処置が必要で，かなり料金も高くなりますし，きれいに消すことは難しいのです（**巻末資料参照**）．おしゃれのつもりで入れて，将来，子どもとプールや温泉に行けなくなるのは困りますね．

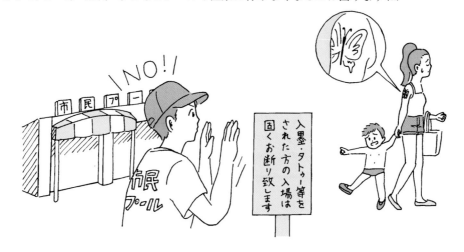

(5) 外反母趾

ハイヒールを履いて歩いている人は格好よく見えますよね．しかし高いヒールの靴はとても危険です．階段などで転びやすく，歩いていて足首をひねって捻挫してしまう人も多いのです．一度捻挫をすると繰り返しやすくなります．

また，高いヒールは足の骨にはかなり負担になります．体重の半分を片足の指の付け根にだけにかけていることになりますので，若いうちはまだ大丈夫ですが年月を経ると外反母趾になりかなり痛みます．普段はヒールの高くない靴にして，おしゃれが必要な時にだけ履き替えるようにしましょう．外反母趾の治療法は，出っ張ってしまっている骨を削る方法だけです（巻末資料参照）．

高いヒールの靴を一日中履いていると，腰痛や頭痛を引き起こす人もいます．

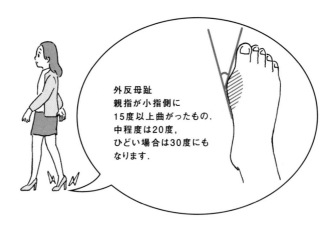

外反母趾
親指が小指側に
15度以上曲がったもの．
中程度は20度，
ひどい場合は30度にも
なります．

(6) ヘアアイロン

ヘアアイロンは，ヘアスタイリングにはとても便利なものですが，使い方によっては熱いものなので危険です．特に朝の時間の無い時に慌てて使用すると，頬やおでこに直接あたって火傷をしてしまいます．テレビを見ながらなど，注意がおろそかになる時も危険です．火傷をしてしまったら，水泡ができる前にすぐに充分冷やしましょう．

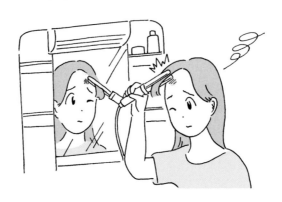

（7）ヘアーカラーリング

　髪の毛を好きな色に染められるヘアーカラーリング製品は，ドラッグストアで手軽に買うことができます．一方で皮膚のトラブルもあり，消費者庁のまとめでは，染毛による皮膚トラブルは4年間で492件もありました．頭部のかゆみ，腫れ，ただれなどのほか，瞼が腫れてしまった例もありました．かぶれなどのアレルギー反応の原因は，酸化染毛剤の成分のパラフェニレンジアミン（PPD）です．これを含む製品は初めて使用する前にパッチテストが必要です．

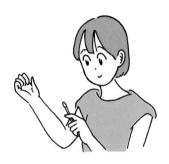

ヘアカラーリングのパッチテスト
① 薬剤を少量使用法どおり混ぜてテスト液を作る
② 綿棒で腕の内側に少量塗って放置
③ 塗ってから30分後と48時間後にその部分を観察
④ 発疹やかゆみなどの異常がなければOK
（日本ヘアカラー工業会の資料から）

（8）マニキュア除光液

　マニキュアの除光液にはアセトンが入っています．揮発性で中毒性があるので使用する時は車の中や狭い部屋ではやめましょう．窓を開けて換気をよくしてから実施してください．使用後のコットンはそのままゴミ箱に入れずに，ビニール袋に密閉して捨てましょう．最近はアセトンが入っていない除光液もあります．

【事例】（小児科学会子どもの生活環境改善委員会Injury Alert 報告より）
　実際に，眠っている乳児の傍で使用してその子が意識障害となった事故がありました．

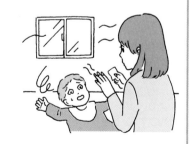

　自宅の8畳の部屋で生後2か月の乳児から1メートル離れたところで，母がティッシュペーパーにマニキュアの除光液を振り出し，手足の20本の爪をふき取ることを繰り返していました．除光液は使用中蓋を開けていました．15分ほど経過する間，窓は開けていなかったとのことです．その後，乳児はぐったりした様子で12時間眠り続けていました．授乳をしても吸う力が弱く，おう吐を繰り返していました．20時間後に医療機関を受診し，入院となりました．治療の後，意識障害は次第に改善し，4日後に退院となりました．病名はアセトン中毒でした．

2　アルコールとの付き合い方

　大学生になるとお酒を飲む集まりが増えてきます．サークルの新入生歓迎会，合宿の打ち上げ，試合や大会の後の祝勝会，あるいは女子会など，メンバーに成人も加わっているとアルコール飲料も出てくるでしょう．飲み放題でカラフルないろいろな飲み物があると，アルコール入りとノンアルコールの区別がつかなくなってきます．お酒はなぜ20歳以上からとなっているのでしょうか．長い人生に関わるアルコールとの付き合い方について学んでいきましょう．

(1) 急性アルコール中毒

　毎年，急性アルコール中毒で病院に救急搬送される事例が増えています（図2-2）．特に月別では忘年会やクリスマスの12月が一番多く，次は新年度が始まる4月です．年齢別では男女ともに20歳代が一番多く，次が30歳代です（図2-3）．若い人ほどアルコールを分解する酵素の働きが弱いことと，アルコールに対する脳の感受性が敏感といわれているためです．また，酔うとどうなるかということが分かっていない人も多いのです．

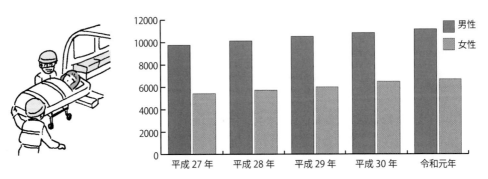

図2-2　過去5年間の急性アルコール中毒搬送人員の推移

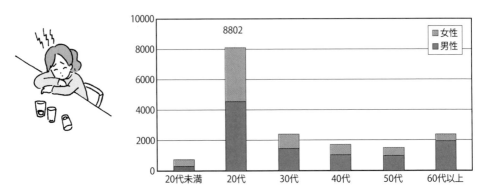

図2-3　年代別の急性アルコール中毒による救急搬送人員
資料：東京消防庁救急活動の現況（令和元年）より作図

　さらにコンパなど大勢で飲んでいる場合に，一気飲みで死亡してしまう大学生が毎年，後を絶ちません．軽い気持ちでその場の勢いで多量に飲んでしまったり，「一気！一気！」と大勢ではやし立てて無理に飲ませたり，その結果として，未来ある若い命が失われることはとても残念です．遺族の無念さと，飲ませてしまった周囲の人々の一生続く後悔は計り知れません．まして新入生は未成年です．アルコール抜きで楽しんでほしいです．

　それでは，「酔う」というのはどういうことでしょう．

　血液中のアルコール濃度と酔いの症状は図2-4のようになっています．

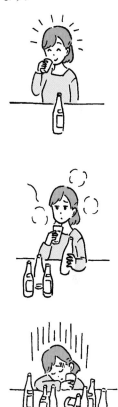

分類 血中濃度（％）	飲酒量（目安）		酔いの状態
	ビール大ビン	日本酒	
爽快期 0.02〜0.04	〜1本	〜1合	・さわやかな気分 ・陽気になる ・判断力が少し鈍る
ほろ酔い期 0.05〜0.1	1〜2本	1〜2合	・ほろ酔い気分,動きが活発 ・抑制がとれる（理性の喪失） ・体温,脈の上昇
酩酊初期 0.11〜0.15	3本	3合	・気が大きくなる ・大声,どなる,怒りっぽい ・立てばふらつく
酩酊期 0.16〜0.3	4〜6本	4〜6合	・千鳥足 ・何度も同じことを話す ・吐き気と嘔吐,呼吸が速い
泥酔期 0.31〜0.4	7〜10本	7合〜1升	・立てない ・意識がはっきりしない ・言語がめちゃめちゃ
昏睡期 0.41〜0.5	10本以上	1升以上	・ゆり動かしても起きない ・失禁,呼吸がゆっくり深い ・死亡

図2-4　血中アルコール濃度と酔い
資料：（社）アルコール健康医学協会より作成

　アルコールの麻酔作用により，脳が麻痺してくると酔った状態になります．

　飲んでいるうちに急におしゃべりになったり，笑ったり，いつもと人間が変わってくるようで周囲の人たちは面白がります．さらに飲み続けるとうまく話せなくなったり，眠たくなったりもします．さらに呼吸中枢にまで麻痺が広がると呼吸困難になって，最悪の場合は死に至ります．仰向けに寝ていたり，意識障害になっている時に嘔吐すると自分の嘔吐物が気管に詰まり，窒息で死亡することもあります．短時間で急激に大量に飲むと，肝

臓で解毒するのが間に合わなくなり，酔いが早いのです．同じ量でもアルコールの強さで酔い方も違います（図2-5）．

　アルコール1単位といってもお酒の種類によって量が異なります．

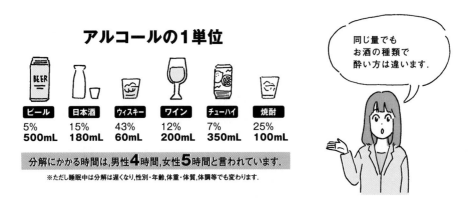

図2-5　アルコールの1単位
資料：（社）アルコール健康医学協会より作成

（2）アルコール依存症

　アルコールには依存性があります（図2-6）．多量の飲酒を長期間続けているとお酒を飲まなければ気分が晴れない精神依存となり，ストレスが加わるとお酒に頼ることになります．禁酒すると手足の震えやけいれん，冷や汗などの禁断症状が現れることがあります．これが身体依存です．　結果的に1日中飲むことになるのです．

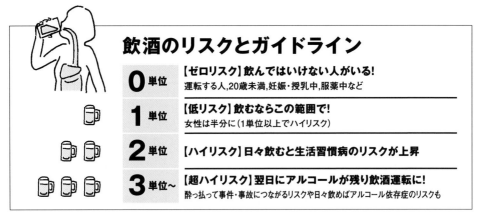

図2-6　飲酒のリスクとガイドライン
資料：ASK（アルコール薬物問題全国市民協会）より作成

　若いうちから飲酒を始めると，早くに依存症になりやすくなります．そうなると規則正しい生活ができなくなり，学業や仕事にも悪い影響が出てきます．

　国立病院機構久里浜医療センターの統計では，飲み始めるようになってから依存症と診断される期間は女性の方が男性よりも短いのです．女性は5年未満や5〜10年が多く，それに対して男性は21年以上が多いのです．依存症になると肝臓の病気やいろいろながんの危険も高まります（図2-7）．お酒の飲みすぎでかかってしまう病気は，体のいろいろな部分に関係します．

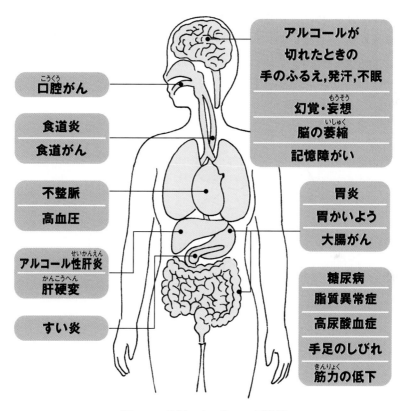

口腔がん

食道炎
食道がん

不整脈
高血圧

アルコール性肝炎
肝硬変

すい炎

アルコールが
切れたときの
手のふるえ,発汗,不眠
幻覚・妄想
脳の萎縮
記憶障がい

胃炎
胃かいよう
大腸がん

糖尿病
脂質異常症
高尿酸血症
手足のしびれ
筋力の低下

図2-7　飲酒による体への悪影響

(3) 妊娠と授乳とアルコール

　妊娠中にアルコールを飲むと，臍帯（へその緒）と胎盤でつながっている胎児にも血液を通してアルコールが伝わります．妊娠前には毎日飲んでいた人も，妊娠とわかった時に「おめでとう！乾杯‼」などしてはいけません．大量に飲んだり毎日飲んでいると，お腹の中の赤ちゃんが胎児性アルコール症候群（FAS）になってしまうことがあります．

　この障害は発育や発達の遅れや中枢神経系のトラブルが特徴で，特有の顔つきとなります．軽い場合でも生まれた児が将来，注意欠陥・多動性障害（ADHD）になる可能性も高くなります．出産後に「さあ！乾杯‼」も待ってください．母乳を乳児に飲ませている場

合はまだお酒はダメです．アルコールが母乳に移行して赤ちゃんにアルコールを飲ませることになるからです．

　もし，料理にお酒を使う場合は，加熱してアルコール分を飛ばしてしまえば大丈夫です．

　ノンアルコール飲料にはビールやワインなどがあります．アルコールの含有量が1％未満の飲料のことをいいます．アルコールが完全にゼロの場合は炭酸飲料やジュースと同じですが，1％未満でも含まれる場合は多量に飲めば酔うこともあります．もともとノンアルコールビールなどは，普段ビールを飲む人が，運転などで飲めない場合のためであり，未成年が飲むことを想定していません．本物のビールに近い味であるので，未成年が興味を持ち，飲酒のきっかけ良なることは避けねばなりません．さらに，味を調えるために様々な食品添加物も含まれます．妊婦や授乳中は避けた方がいいでしょう．アルコールを含まないのはアルコールフリーといいます．

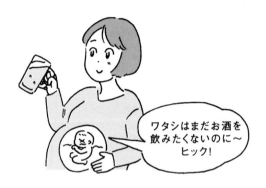

ワタシはまだお酒を
飲みたくないのに～
ヒック！

（4）飲酒運転

　18歳で運転免許が取得できますが，お酒は20歳以上からです．飲酒運転は法律で禁止されていますし，大きな事故の原因になります．最近は飲酒運転の罰則が厳しくなり，事故を起こした時は運転していた本人だけでなく，酔っていると知っていてその車に同乗した人にも罪に問われることになりました．ですから，そのような状況は避けましょう．もちろん運転することを知っていてアルコールを提供した飲食店も罰せられます．

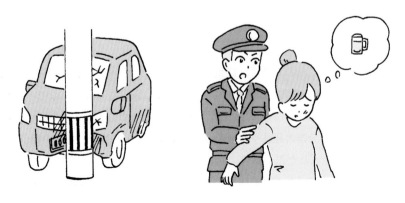

(5) 飲めるのか，飲めない体質なのかを知りましょう

　家族がお酒を飲めない家系や，すぐに顔が真っ赤になる場合は無理に飲まない方がよいでしょう．ただ自分が飲めるのか，飲めないか確認するためには，生れて初めてお酒を飲む際はぜひ家庭内で家族と共にいる時にしましょう．そしてどのくらいで酔うのか，自分は酔うとどうなるのかも知っておきましょう．初めて飲むのがコンパの席とか，彼氏と2人の時は避けましょう．まして女性は飲んで酔っ払い，その辺で眠ってしまったり，記憶が無くなってしまうのではレイプから自分の身を守ることができなくなりますから．

　カクテルは色がきれいでかわいい感じであり，女性に人気がありますが，実はアルコール分が強いので気をつけましょう．カクテルは各種ジュースにウォッカ，テキーラ，ジン，ラムなど強いお酒を混ぜて作ります．甘くておいしいからと何杯も飲むのはとても危険です．大人になってから，ゆっくりと雰囲気を大切にして，お酒と付き合ってください．

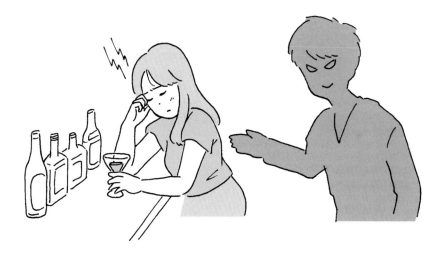

(6) 未成年飲酒禁止法

　未成年飲酒禁止法は1922年3月30日に公布されました．2022年4月1日の民法改正では，成年年齢は18歳に引き下げられましたが，お酒は20歳未満の者の飲酒の禁止に関する法律として残っています．

考えてみよう

- ピアスをしたい時やピアスを選ぶ時は，まず何に気をつけますか？
- 最初にお酒を飲む時はどこで？
- おしゃれのTPOを考えよう．
- 急性アルコール中毒の怖さをもう一度まとめましょう．

column

急性アルコール中毒にならないための注意点

　自分の適量を知るとともに，初めて飲む時は家で試してみましょう．その日の体調にも注意しましょう．

　短時間に多量な飲酒（一気飲み）をすることはやめましょう．

　お酒が飲めない体質の方は，周囲の人に「お酒が飲めない体質です」と事前に伝え，すすめられても断り，雰囲気にのまれないようにしましょう．

　飲酒の無理強いは，しないようにしましょう．

　周囲の人は酔った人に付き添い，1人にしないようにしましょう．

　酔った人が吐いた場合，吐いたものが喉につまらないように回復体位にしましょう．

【回復体位】

　体を横にしてあごを上げ，気道を確保する．呼吸の状態を確認し，おかしいと思ったら救急車を呼ぶ．

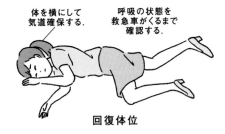

回復体位

カクテルは飲みやすく味付けされているものが多く，
女性にも人気がありますが，
アルコール度数は意外と強いものが多いので，
飲むのは慎重になったほうが良いでしょう．

蒸留酒など度数の強いお酒はまず控えましょう．
・ウォッカ　・テキーラ　・ラム　・ジン

アルコール度数の参考例

ビール	5%	ワイン	12%
日本酒	15%	焼酎（乙類）	25%
梅酒	13%	ウイスキー	40%
ジン	48%	ウォッカ	40%
マッコリ	6%	紹興酒	18%

【アルコール量の計算式】

アルコール量（g）＝
お酒の量（mL）×［アルコール度数（%）÷100］×0.8

出典：公益社団法人 アルコール健康医学協会ホームページ

第 3 章　女性のからだ

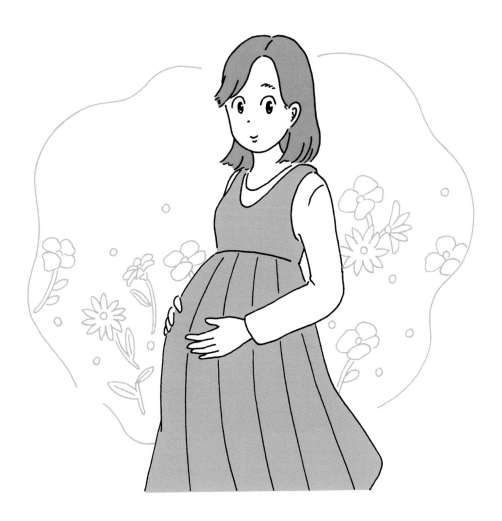

この章では，女性ホルモンや月経，妊娠・出産といった女性の体の特徴について学びます．女性として健康的な生活を送り，女性としての今後の生き方を考えるにあたって，女性の体の特徴を理解しておくことは大切なことです．

1　女性ホルモンと月経

(1) ホルモンとは

　女性ホルモンに触れる前に，まずホルモンについて説明します．体内の特定の臓器に作用する物質を**ホルモン**といい，ホルモンを産生・分泌する器官を**内分泌腺**といいます．内分泌腺から分泌されたホルモンは，主として血液を介して全身に循環し，特定の臓器の特定の細胞（標的器官）に対してのみ作用を及ぼします．ホルモンは分泌量を調整しながら，生命活動を調節し恒常性（ホメオスタシス）の維持を行う重要な役割を果たします．標的器官の働きが低下した場合にはホルモンの分泌量が増加し，働きが高ぶっている（亢進）場合には分泌量が減少します．ホルモン分泌の調整には，フィードバックの仕組みも持っています．代表的な内分泌腺として，下垂体，副腎，甲状腺，副甲状腺，膵臓，性腺，胸腺などがあり，現在ホルモンと認められているものは500種以上あります（図3-1）．

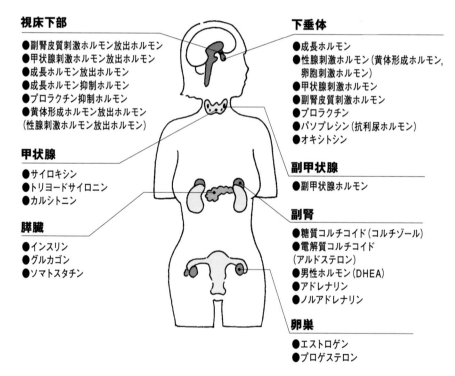

視床下部
- ●副腎皮質刺激ホルモン放出ホルモン
- ●甲状腺刺激ホルモン放出ホルモン
- ●成長ホルモン放出ホルモン
- ●成長ホルモン抑制ホルモン
- ●プロラクチン抑制ホルモン
- ●黄体形成ホルモン放出ホルモン
  （性腺刺激ホルモン放出ホルモン）

甲状腺
- ●サイロキシン
- ●トリヨードサイロニン
- ●カルシトニン

膵臓
- ●インスリン
- ●グルカゴン
- ●ソマトスタチン

下垂体
- ●成長ホルモン
- ●性腺刺激ホルモン（黄体形成ホルモン，卵胞刺激ホルモン）
- ●甲状腺刺激ホルモン
- ●副腎皮質刺激ホルモン
- ●プロラクチン
- ●バソプレシン（抗利尿ホルモン）
- ●オキシトシン

副甲状腺
- ●副甲状腺ホルモン

副腎
- ●糖質コルチコイド（コルチゾール）
- ●電解質コルチコイド（アルドステロン）
- ●男性ホルモン（DHEA）
- ●アドレナリン
- ●ノルアドレナリン

卵巣
- ●エストロゲン
- ●プロゲステロン

図3-1　主な内分泌臓器と分泌ホルモン

(2) 性腺から分泌される性ホルモン

　思春期に入ると，子どもの体型から男女差が現れる体型へ変化が表れ始めます．これまで休眠状態だった性ホルモンのスイッチが入ります．その指令は脳から始まります．

　まず，脳の視床下部から，性腺刺激ホルモン放出ホルモンが分泌されます．それを受けて，脳下垂体から性腺刺激ホルモンが分泌されます．さらにそれを受けて，男の子・女の子のそれぞれの性腺から性ホルモンが分泌されます．男の子の性腺は精巣で，男性ホルモン（テストステロン）が，女の子の性腺は卵巣で，女性ホルモン（エストロゲン）が分泌されます（図3-2）．こうしてずっと休眠状態であった生殖機能が，思春期になると発達・成熟に向かっていきます．この成熟への変化を第二次性徴とよびます．

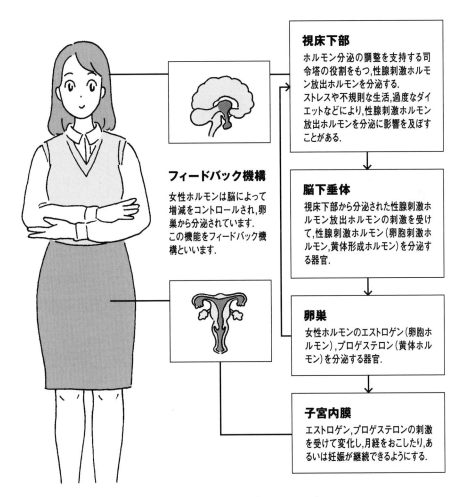

視床下部
ホルモン分泌の調整を支持する司令塔の役割をもつ，性腺刺激ホルモン放出ホルモンを分泌する．
ストレスや不規則な生活，過度なダイエットなどにより，性腺刺激ホルモン放出ホルモンを分泌に影響を及ぼすことがある．

フィードバック機構
女性ホルモンは脳によって増減をコントロールされ，卵巣から分泌されています．
この機能をフィードバック機構といいます．

脳下垂体
視床下部から分泌された性腺刺激ホルモン放出ホルモンの刺激を受けて，性腺刺激ホルモン（卵胞刺激ホルモン，黄体形成ホルモン）を分泌する器官．

卵巣
女性ホルモンのエストロゲン（卵胞ホルモン），プロゲステロン（黄体ホルモン）を分泌する器官．

子宮内膜
エストロゲン，プロゲステロンの刺激を受けて変化し，月経をおこしたり，あるいは妊娠が継続できるようにする．

図3-2　女性ホルモン分泌のメカニズム
資料：種部恭子監修・「きちんと知っておきたい…月経のこと」
バイエル薬品（株），2008年から作成．

(3) 第二次性徴の身体的変化

　男の子の第二次性徴は，10～17歳頃から出現します．精巣・陰茎などの生殖器の発育，身長増加，喉頭の発育（変声：1オクターブ下がる），発毛・ひげの発生，精通現象，皮下脂肪が薄くなり筋肉強大，骨突起の隆起が起こり，成人の男性らしい体になってきます．
　女の子の第二次性徴は，男の子より少し早く始まり，9～15歳頃から出現します．身長増加，乳腺の発育，月経，発毛，変声（3音低下），皮下脂肪の蓄積（乳房・でん部），骨格の女性化（肩幅が狭く，骨盤が広い），全身の外観が柔らかな丸みを呈する（曲線美）女性らしい体になってきます．（図3-3）

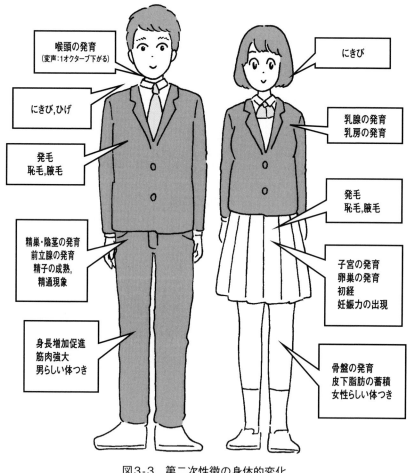

図3-3　第二次性徴の身体的変化

　図3-4に，女子の月経発来と身長・体重増加の関連を示しました．身長が急激に伸びた後に月経が始まります．

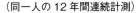
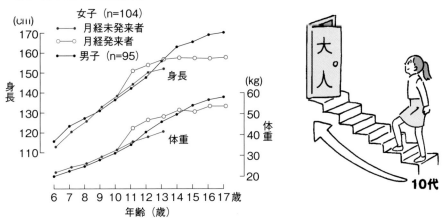

図3-4　身体一般計測値の年齢的推移
資料：長塚正晃，矢内源巧：『思春期のヘルスプロモーション』
加藤紘編「女性と予防医学」新女性医学大学系9，中山書店，1998. より引用

(4) 女性ホルモンの働き

　女性ホルモンには，エストロゲン（卵胞ホルモン）とプロゲステロン（黄体ホルモン）の2種類があります．これらの女性ホルモンは，女性のライフサイクルによってその分泌量が大きく変化します．更年期に現れる症状は，女性ホルモンの変化に伴う症状です．女性の心や身体は一生を通じてホルモンの影響を受けています．ホルモンバランスは，思春期や更年期に乱れますが，その時期以外にも，不規則な生活，睡眠不足，ストレス，過度なダイエットなどで乱れ，月経不順を招くことがあります．

①エストロゲン（卵胞ホルモン）

　女らしさを作るホルモンといわれ，身体中に作用します．具体的な働きとしては，卵巣内の卵胞を成熟させ排卵を促す，乳房や子宮を発達させる，子宮内膜を厚くする，自律神経のバランスを整える，骨密度を維持する，血液中のコレステロールを減らし，動脈硬化を防ぐ，脳細胞を活性化する，髪の毛にツヤとハリ，肌にうるおい，などです．

　エストロゲンは，思春期になると分泌量が増加し，その結果として初経（初潮）を迎えますが，更年期（40代後半から50代半ば）になると，分泌量が急激に減少し，閉経を迎えることになります（図3-5）．

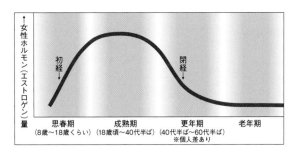

図3-5　女性のライフステージとホルモン分泌量の変化
資料：種部恭子監修「前掲書」から引用

②プロゲステロン（黄体ホルモン）

　　妊娠を助ける働きを持つホルモンで，栄養や水分を体に蓄えようとする作用があります．具体的には，子宮内膜の厚さを維持し，受精卵を着床しやすい状態にする，基礎体温をあげる，血管を拡張させ，骨盤内に血液をためる（血行が悪くなる），水分を体内に貯留させ，むくみを招く，腸の動きを抑制し，便秘をまねく，妊娠後の胎盤の状態を安定させる，などです．プロゲステロンは，排卵が起こったのちに多く作られるホルモンです．

(5) 月経のメカニズムについて

　　月経とは，一定の周期を持って反復する子宮内膜からの出血をいいます．

　　月経の持続日数は8日以下，月経血量は月経の開始から終了までに平均20〜140mL位となります．月経血の組成は，血液，剥奪した子宮内膜，膣内容物などです．

　　月経周期は個人差があり，一般には28日周期が多いですが，定期的であれば24〜38日周期は正常と考えられます．90日以上月経がない場合は無月経といいます．異常が3か月以上続く場合は，産婦人科を受診する必要があります（図3-6）．

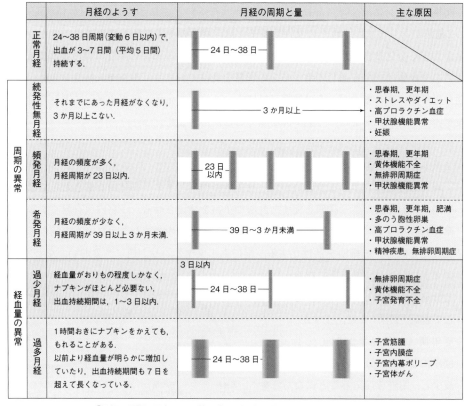

「月経の周期と量」では，棒の太さが月経の量を示し，その間隔が月経周期を表しています．

図3-6　月経異常（周期と経血量）
資料：種部恭子監修「前掲書」から改変

(6) 月経周期とホルモンとの関係

　月経周期は，種々のホルモンの複雑な相互作用によって調節されています．下垂体で作られる卵胞刺激ホルモンと黄体形成ホルモン，卵巣で作られる女性ホルモンのエストロゲンとプロゲステロンが月経周期に関与しています．月経周期は月経の出血から始まり，月経初日が卵胞期の第1日となります（図3-7）．

①卵胞期

　卵胞刺激ホルモンがわずかに増加し，これに刺激されていくつかの卵胞が発育します．それぞれの卵胞には卵子が1つずつ入っており，続いて卵胞刺激ホルモンが減少すると，これらの卵胞のうち1つだけが発育を続け，成熟します．そして，この卵胞からエストロゲンが分泌されます．

②排卵期

　黄体形成ホルモンと卵胞刺激ホルモンが急激に増加します．黄体形成ホルモンの刺激を受けて，成熟した卵子が卵巣から飛び出します．これを排卵といいます．排卵はこれらのホルモンの増加が始まってから16〜32時間後に起こるといわれています．この時期にエストロゲン値はピークに達し，プロゲステロンも増加しはじめます．

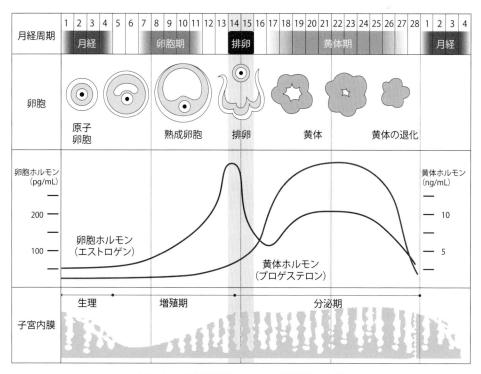

図3-7　月経周期とホルモン分泌量の変化
資料：種部恭子「前掲書」から作成

③黄体期

　黄体形成ホルモンと卵胞刺激ホルモンが減少します．卵子を放出した後の卵胞は黄体に変化してプロゲステロンを分泌します．黄体期の後半にはエストロゲンが増加します．

　プロゲステロンとエストロゲンの作用で子宮内膜が増殖して厚くなります．受精が起こらなかった場合は，黄体が退化してプロゲステロンが分泌されなくなり，エストロゲンも減少します．そのため厚みを増していた子宮内膜がはがれて体外へ排出されるため，出血が起こります（図3-8）．これを月経といいます．そして，次の月経周期が始まります．

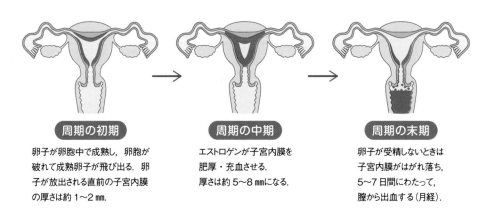

周期の初期	周期の中期	周期の末期
卵子が卵胞中で成熟し，卵胞が破れて成熟卵子が飛び出る．卵子が放出される直前の子宮内膜の厚さは約1〜2 mm．	エストロゲンが子宮内膜を肥厚・充血させる．厚さは約5〜8 mmになる．	卵子が受精しないときは子宮内膜がはがれ落ち，5〜7日間にわたって，膣から出血する（月経）．

図3-8　月経の周期に伴う子宮内膜の変化
資料：竹内修二「新クイックマスター解剖生理学」，医学芸術社，2007．より作成

(7) 月経に関連した健康問題

　月経周期に伴い女性ホルモンの分泌に変化があることは，これまでのところで説明してきました．このホルモンの分泌の変化に伴い現れる健康問題があります．図3-9に示しましたが，月経前に現れる月経前症候群（PMS）と月経困難症がその代表的なものです．

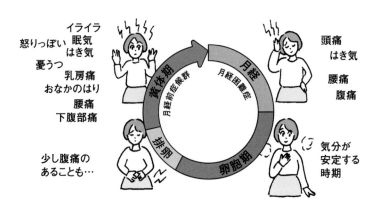

イライラ
怒りっぽい　眠気
　　　　はき気
憂うつ
　　乳房痛
おなかのはり
　腰痛
　下腹部痛

少し腹痛の
あることも…

黄体期　月経前症候群

月経　月経困難症

排卵

卵胞期

頭痛
はき気

腰痛
腹痛

気分が
安定する
時期

図3-9　月経周期に伴い現れる症状◆月経に関する健康問題
資料：種部恭子「前掲書」から引用

　月経に関連してもっとも多い苦痛な症状として，月経痛があります．月経痛は，子宮内膜がはがれる時にプロスタグランジンという痛み物質が産生されるために起こります．一気にたくさんの子宮内膜がはがれると，痛みは強くなります（月経2～3日目に月経痛が強くなる）．

　鎮痛剤はプロスタグランジンの産生を抑える効果があります．痛みが強くなってから服用しても効果は少ないです．痛みの初期に服用すると，プロスタグランジンの産生が抑えられます．鎮痛剤は飲み続けると効かなくなり，癖になるから痛みを我慢していると考えている人がいるかもしれませんが，それは誤りです．

　以前よりも薬が効かなくなった，あるいは以前と比べてだんだん痛みがひどくなってきたと感じた場合には，婦人科の病気も考えられますので，婦人科の受診をおすすめします．月経痛により生活に差し支えるような状況の場合も，1度は受診をしてください．

　月経痛に対しては，月経後半の痛みは子宮や子宮周辺にうっ血が生じているため起こるものもあり，温めて血行を良くすると改善します．下腹部・腰部を温める，きつくない下着の着用，腹部の血液循環をよくしましょう．

(8) 基礎体温について

　朝，目覚めた後，体を起こすなどの活動をする前の安静時の体温を基礎体温といいます．女性の基礎体温は，女性ホルモンの影響を受けて周期的な変化を示します．基礎体温を測定し，その経過を見ていくことで，自分の女性ホルモン分泌の周期を知ることができます．

　基礎体温は，月経，卵胞期，排卵までが低温相，排卵後から黄体期，月経がはじまるまでが高温相を呈します（図3-10）．

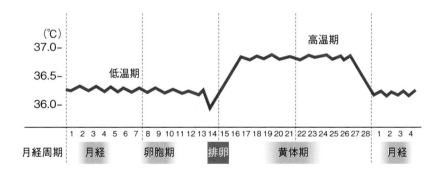

※月経周期には個人差があります．このグラフは目安です．

図3-10　月経周期と基礎体温の変化

基礎体温の正しい測定方法

　朝目覚めたら，体を起こさずに寝たままの姿勢で，口の中で体温を測定します．朝目覚めて体を起こしたり，トイレなどに行ってからでは，体温はわずかですが上昇し，基礎体温とはいえなくなります．

　体温計（婦人体温計[1]）は枕元に置いておきましょう．また口の中で測定する際には，婦人体温計の先端を口腔内舌下に入れて，口を閉じて5分測定します．腋の下では汗や外気温の影響を受ける場合もありますので，基礎体温は必ず口腔内で測定しましょう．

　測定する時間は，毎日だいたい決まった時間に測定するようにしましょう．

　　1）婦人体温計…「36.15℃」というように小数点第2位まで計測できるのが特徴です．これにより，精度が
　　　必要とされる女性ホルモンの変化を予測することができます．

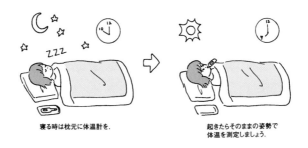

寝る時は枕元に体温計を．　　　　　　　　　　　起きたらそのままの姿勢で
　　　　　　　　　　　　　　　　　　　　　　　体温を測定しましょう．

避　妊

　基礎体温を利用する避妊法は，月経が安定していないうちは有効ではありません．避妊の方法としては，最初からの正しいコンドームの装着，または避妊用のピルの服用です．膣外射精は失敗が多くなります．コンドームは性感染症の予防にもつながります．

---

column

月経痛とピル

　月経時の痛みを"月経困難症"といいます．子宮や卵巣がはれている子宮内膜症などの器質性月経困難症と，特に異常のない機能性月経困難症に分類され，器質性月経困難症の場合，痛み止めだけで放置すると，年々進行し，将来妊娠しづらくなることがあります．

　進行を食い止め，月経痛を緩和し，出血量を減らし，さらには月経周期を移動することができるのが，"低用量ピル"です．保険適応でジェネリックなら1ヶ月あたり1,000円程度で処方されます．PMSの改善にも力を発揮します．

　低用量ピルは本来，脳に妊娠している状態と勘違いさせて排卵を止めるという，妊娠を防ぐための薬ですが，避妊以外の副効用も注目されており，女性が自分の月経を，自分の人生をコントロールすることができる，そんな薬なのです．です．月経時の痛みは我慢する必要がありません．痛くなり始めたら痛み止めをすぐに飲むのが上手な薬の使い方です．

(9) 低用量ピル

　月経の時に痛みが強い場合や，出血の量が多い場合に，低用量ピルで治療をすることができます．低用量ピルは女性ホルモンであるエストロゲン（卵胞ホルモン）とプロゲステロン（黄体ホルモン）を合わせた薬です．1日1回，毎日飲むことで，通常の1か月間のホルモンのサイクルを起こさないようにすることができるため，毎月起こる卵巣からの排卵を抑えることができます．また，子宮内膜が十分に育たないので，生理が軽くなったり，性行為をした場合に受精卵が着床しづらくなったりします．

　　低用量ピルは産婦人科を受診したり，オンライン診療で購入したりすることができます．低用量ピルの副作用には血栓症があります．血栓症が起こると肺塞栓や脳梗塞を起こして，命にかかわります．家族歴やお薬の飲み合わせなどで低用量ピルを飲むことを控えた方がいい人もいますから，初めてピルを飲むときには，産婦人科を受診して，よく説明を受けることをお勧めします．

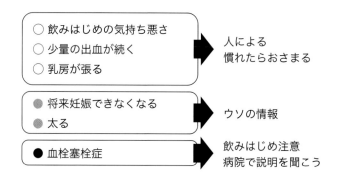

　さらに，低用量ピルで月経の回数を少なくすることができます．一番長いタイプで，120日に1回だけ月経を起こすものがあり，1年に3回しか生理が来なくなります．試験や旅行にぶつかりそうな時にも，生理をずらすことができます．産婦人科の最新の知識は皆さんの人生をよりラクに，より豊かにしてくれることでしょう．ピル処方の受診のときは，まずは血圧測定だけで大丈夫です．産婦人科医を皆さんのライフパートナードクターにしてください．

　月経前症候群（PMS）による毎月起こる不快な症状も，低用量ピルでホルモンの周期を止めるために，ラクになります．生理のことで困ったら，産婦人科に相談ですね．

低用量ピルのよくある誤解

・太る→1か月に2キロ程度の体重増減がありますが，それはピルを飲んでいなくても起こることと同程度です．

・将来妊娠しづらくなる→ピルを飲んでいる最中は妊娠しづらくなりますが，ピルの内服を中止すると再び排卵はもとに戻ります．

(10) 緊急避妊法

・避妊に失敗（コンドームが敗れたなど）した時

・避妊なしで性行為があった時

・性暴力の被害に巻き込まれた場合

72時間以内にホルモン剤を内服することであとから避妊をすることができます．早ければ早いほど効果が高いため，必要な時にどのように緊急避妊薬を手に入れることができるのか，調べておきましょう．（産婦人科で処方してもらう・オンライン診療を受ける・薬局で購入する（2023年11月〜）など）また，これまでに妊娠の経験がある場合，120時間以内に子宮内避妊具（ミレーナ）を入れるという方法もあります．ミレーナを入れるとその後5年間，継続して避妊をすることができます．

1回あたり7000円〜2万円の費用がかかるため，毎回あとからこの方法で避妊をするということはおススメできません．しかし，このような方法があることを知っておくことは，未来のあなたや，あなたのお友達を守ってあげることにつながります．性暴力の被害に巻き込まれたしまったときには，ワンストップセンター（「＃8891」は・や・く・ワン・ストップへ！）に連絡してください．緊急避妊薬を無料で飲むことができます．

2023年7月に刑法が改正され，同意のない性行為はすべて性暴力であるという「不同意性交等罪」が施行されました．性的なコミュニケーションの際には，お互いの積極的な「YES！」が必要です．おたがいを思いやりあえるカップルを目指しましょう．

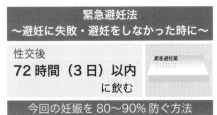

2　女性の体と妊娠・出産

(1) 女性生殖器について

　女性生殖器は，生命を誕生させ，育てるといった役割を持った臓器です．ここでは卵巣，卵管，子宮，膣の働きと女性の骨盤の特徴について説明します（図3-11）．

①卵　巣

　子宮の両側にあり，母指頭大の扁平楕円状の器官です．原始卵胞を蓄え，成熟させます．女児新生児は，卵巣に原子卵胞を200万個蓄えて生まれてきますが，思春期になると40〜60万個に減っています．そのなかで，月経とともに400個が成熟し排卵します．排卵された卵子が精子と出会い受精卵となり，一つの命が誕生することになります．受精卵とならない場合は，月経血と共に体外に排出されることになります．原始卵胞は，閉経間際は1,000個以下になります．

　また，卵巣は女性ホルモン（エストロゲン・プロゲステロン）を分泌します．

②卵　管

　排卵された卵子を受け取り，子宮に移動させる通り道です．卵子が受精する場所でもあり，卵管の長さは10〜15cmです．月経周期と合わせて周期変化を示します．

　排卵前は，繊毛細胞が柱上で背が高く，繊毛運動が活発です．排卵後は，繊毛細胞の背がやや低くなり，顆粒細胞が大きくなり，多量の分泌物を蓄えます．この分泌物は受精卵が子宮まで移動しながら，分裂増殖を繰り返す時のエネルギー源として利用されています．

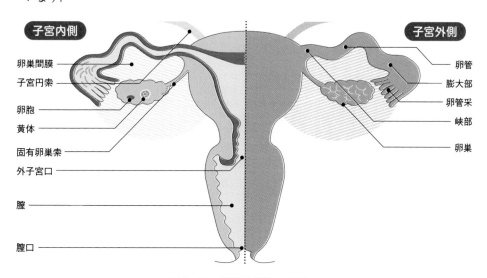

図3-11　卵巣と卵管の仕組み
資料：竹内修二「前掲書」から引用

③子　宮

　子宮は，胎児を発育させるための重要な役割を担う場所です．

　子宮の長径は，小児期は3cm程度ですが，思春期直前4cmになり，思春期から3年で7〜8cmの大きさになります（図3-12，3-13，3-14）．

　また，小児期は子宮頸部の方が，子宮体部より大きいのですが，思春期になり子宮が成長してくると，子宮頸部より子宮体部の方が大きくなります．

　子宮頸部の分泌物は，普段は弱酸性・粘性ですが，排卵後は中性に近づき水様性になり，精子の侵入しやすい環境になります．子宮体部の子宮壁の粘膜を子宮内膜といい，子宮内膜の増殖肥厚と剥離を繰り返します．子宮の重さは，非妊時50〜80gで，妊娠末期700〜1,000g（約20倍）になります．妊娠末期の子宮を非妊時と比較すると，長さ5〜6倍になり，子宮体の厚さは8〜9倍，容積は1,000倍にもなります．胎児を大切に保護するように変化します．一方出産後は，子宮は委縮し6週間で非妊時と同じ重量にもどります．

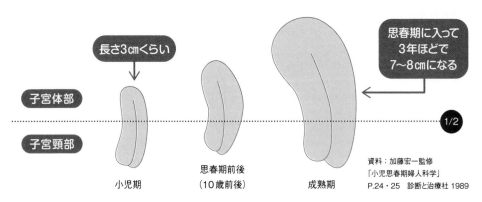

図3-12　子宮体部と子宮頸部の比率の変化

資料：加藤宏一監修
「小児思春期婦人科学」
P.24・25　診断と治療社 1989

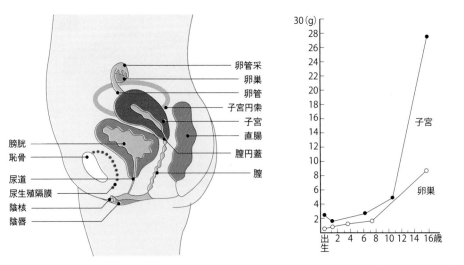

図3-13　女性生殖器断面図

図3-14　卵巣および子宮の重量の変化
資料：Fluhmann から引用.

④膣

　外性器の膣口から子宮に続く管状の器官を膣とよびます．膣内はデーデルライン桿菌<ruby>桿菌<rt>かんきん</rt></ruby>（乳酸桿菌）により酸性に保たれ，他の細菌の増殖を防ぐ目的があります．膣内では帯下（おりもの）が分泌されますが，月経周期によって，その帯下は変化します．帯下の観察も健康のバロメーターになります．

表3-1　月経周期と帯下分泌の変化

月経周期	状　態	特　徴
卵胞期	白くてサラサラ	サラサラした粘り気のないおりもの，色は白からクリーム色，量が少ない
排卵前後	透明でどろっと	卵白のような粘り気のあるおりもの，量は多いアルカリ性（中性に近い）
黄体期	粘り気が減り白濁	急激に粘り気がへり，白濁したおりもの，量はやや多い

⑤骨　盤

　骨盤の形は男女に違いがあります．女性の方が左右に広がっており，子宮を乗せた場合に安定がよい形になっています．つまり胎児が育つ空間が確保されています．また，肋骨と骨盤の間の幅は女性の方が広く，腰の位置を比較すると，女性の方が胴が長いことになります．

　女性の骨盤は，新しい生命を育み，胎児が安住できるように，そして胎児がその母体から外に出やすいように形づくられています（図3-15）．

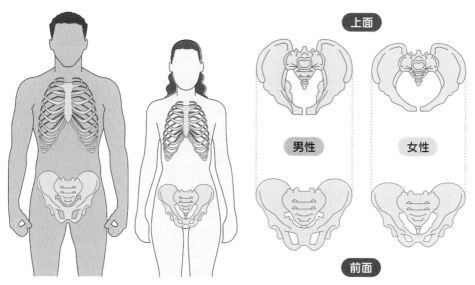

図3-15　男女の骨盤の違い
資料：竹内修二「前掲書」から引用

(2) 妊娠と出産

①妊娠のしくみ

　排卵された卵子は，卵管の運動により卵管内に取り込まれ，卵管膨大部に元気の良い精子がきていると受精ができます．運動量の高い精子は射精から5分で卵管内に到達し，最終的には200個前後の精子が卵管膨大部に到達します．卵子と受精するのはその中のたった1個の精子です．一度受精が行われると，他の精子の侵入を妨げる機構がはたらき，多精子受精を防止します．卵子の寿命は6〜24時間，精子の寿命は3〜5日といわれています．受精し元気な生命を宿すためには，卵子も精子も鮮度は大切です．

　卵子と精子が合体した受精卵は，卵割しながら約5日で子宮内に到達し，子宮内膜に着床します（図3-16）．そして妊娠が成立します．

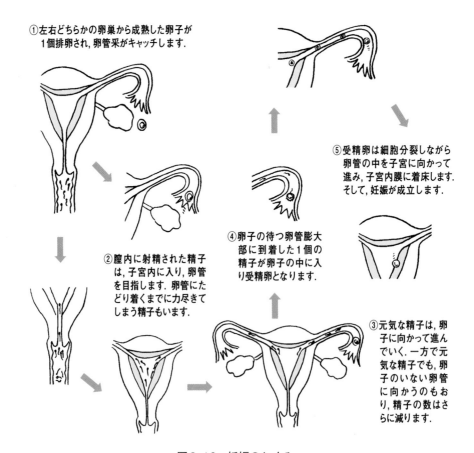

図3-16　妊娠のしくみ
資料：対馬ルリ子「女も知らない女のカラダ」，経済界，2009．から作成

②妊娠初期（2〜12週）

　　月経予定日を7〜10日過ぎても月経がない場合など，月経の遅れで妊娠に気がつくことが多いです．また，妊娠を維持するためのプロゲステロンの影響を受けて，熱っぽい感じになります．乳房が張り，乳輪や乳首の色が濃くなるなど，乳房の変化も起こります．空腹時や朝起きてすぐの吐き気やむかつきといった「つわり」もあります．このような自覚症状で妊娠を予感し，産婦人科を受診して確認します．この妊娠に気づく頃には，既に妊娠6週位になっています．

　　妊娠の初期は，特に胎児が外部の刺激などの感受性が高い時期となっており，この時に母親が感染したり，薬を服用したり，レントゲンを撮ったりすると，おなかの赤ちゃんに重大な障害をもたらすことになります．

　　胎児の発育は，発生の4〜12週を器官形成期といい，脳や神経などの中枢神経や心臓や消化管，腎臓などの内臓が作られてきます．妊娠4か月頃には人間らしい形になり手足も動くようになります．

　　この時期の母体は，外見上はほとんど妊娠前とは変わりません（図3-17）．

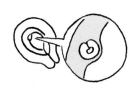
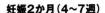
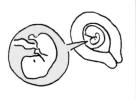
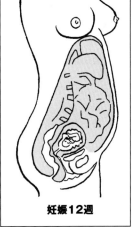
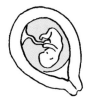
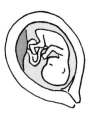

妊娠1か月（0〜3週）
受精後約1週間で胚胞となった受精卵が着床します．妊娠○カ月や○週というには，受精時を起点とするのではなく，最後の月経がはじまった日を起点とするため，着床した時点ですでに3週が経過していることになります．

妊娠2か月（4〜7週）
身長約1.5cm，体重約4g

頭部がつくられ2頭身となります．脳や脊髄などの中枢神経や心臓や消化管，腎臓などの内臓の基礎が作られます．腕も出来始めるこの時期を「胎芽」といいます．月経の遅れで妊娠だと気づく時には5〜6週になっています．

妊娠12週

妊娠3か月（8〜11週）
身長約5cm，体重約15g

3頭身となり，眼や鼻の形成が進み，人間らしい顔つきなります．内臓器官も働き始め，超音波で胎児の心拍数が確認できます．

妊娠4か月（12〜15週）
身長約16cm，体重120g

内臓の形状はほぼ完成しますが，働きはまだ未熟です．手足を動かすことができるようになり，羊水の中で盛んに動きます．胎盤も完成し，栄養をたっぷり吸収して成長も速まります．

図3-17　妊娠初期の胎児の様子
資料：対馬ルリ子「前掲書」から作成

③妊娠中期（13〜27週）

　このころになると，胎児は羊水のなかで自由に力強く動き回るようになります．内耳がほぼ完成し，音も聞こえるようになります．全身に産毛や眉，髪も生え始めます．知覚や運動，考える力や記憶力などをつかさどる大脳も発達してきます（図3-18）．

　この時期の母体は，お腹が大きくなり始め，妊婦らしい体つきになり，内臓も圧迫され，便秘や腰痛，むくみなどの不快な症状（マイナートラブル）も発生します．子宮に血液を送り込むため，血液量は増えますが，鉄欠乏性貧血（6章参照）になる人もいます．

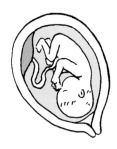

妊娠5か月（16〜19週）

身長約25cm, 体重約350g

髪の毛も生え，赤ちゃんらしい姿になります．妊婦健診などで性別が判断できるようになります．

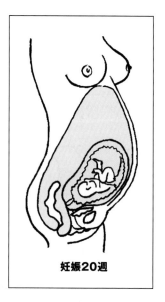

妊娠20週

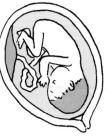

妊娠6か月（20〜23週）

身長約30〜34cm, 体重約600〜700g

まゆ毛も生え，まぶたもでき，目を開けたり閉じたりするようになります．指紋も出来てきます．羊水の中を活発に動き回ります．

マイナートラブルって？

妊娠中の不快な症状として，腰痛，便秘，頻尿，動悸，息切れ，足がつる，のぼせ・ほてり等の症状があります．これらは，妊娠週数が進むにつれて大きくなる子宮や，妊娠中のホルモン分泌の変化が原因で起こります．

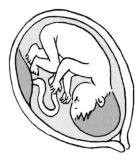

妊娠7か月（24〜27週）

身長約35〜39cm, 体重約1100〜1300g

脳細胞の数がほぼ完成します．聴覚も完成し，母親の声などが聞こえています．指に爪が出現します．

図3-18　妊娠中期の胎児の様子
資料：対馬ルリ子「前掲書」から作成

④妊娠後期（28週〜40週）

　8か月になると，見た目は新生児にかなり近くなりますが肺機能はまだ未熟です．9か月になると，体の機能はほとんど完成し，もう子宮の外でも生きられるようになります．皮下脂肪もつき，赤ちゃんらしい体型になっていきます（図3-19）．

　この時期の母体は，大きく成長した胎児に胃や膀胱が圧迫されて，食欲もなくなり，つらい症状が出る場合もあります．お産が近づくと，赤ちゃんの位置が下に下がり，胃の圧迫から解放され，再び食欲が出てくることもあります．

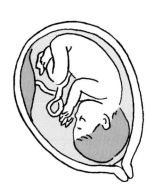

妊娠8か月
（28週〜31週）

身長約40〜44cm，体重約
1700〜1900g

皮下脂肪が増え，皮膚のしわが少なくなります．視覚も発達し，明るさがわかるようになり，胎動は激しくなります．

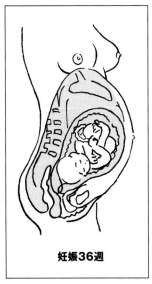

妊娠36週

妊娠9か月（32〜35週）

身長約46〜48cm，体重約
2400〜2700g

33週を過ぎると肺機能が成熟し，肺呼吸ができ，早産で生まれても生きられる能力をもちます．皮下脂肪がさらにつき，プクプクした赤ちゃんらしい体型になってきます．

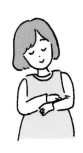

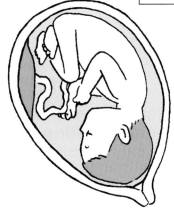

図3-19　妊娠後期の胎児の様子
資料：対馬ルリ子「前掲書」から作成

⑤お腹の赤ちゃんを守っているもの

　　赤ちゃんは，羊水の中にいます．羊水は外からの衝撃から赤ちゃんを守るクッション材となっています．さらに，羊膜や絨毛膜などの卵膜に覆われて守られています．そして赤ちゃんは，母体内で臍帯を通じて胎盤から栄養をもらい，不要なものを排出しています（図3-20）．

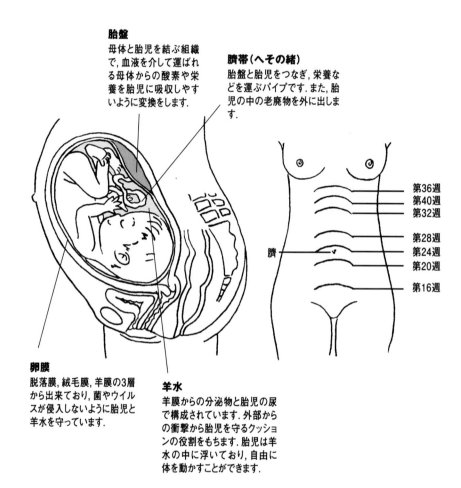

胎盤
母体と胎児を結ぶ組織で，血液を介して運ばれる母体からの酸素や栄養を胎児に吸収しやすいように変換をします．

臍帯（へその緒）
胎盤と胎児をつなぎ，栄養などを運ぶパイプです．また，胎児の中の老廃物を外に出します．

第36週
第40週
第32週

第28週
臍　第24週
第20週

第16週

卵膜
脱落膜，絨毛膜，羊膜の3層から出来ており，菌やウイルスが侵入しないように胎児と羊水を守っています．

羊水
羊膜からの分泌物と胎児の尿で構成されています．外部からの衝撃から胎児を守るクッションの役割をもちます．胎児は羊水の中に浮いており，自由に体を動かすことができます．

図3-20　妊婦の変化と状態
資料：対馬ルリ子「前掲書」から作成

⑥出産のしくみ

　お産（分娩）とは，痛みが伴う規則的な子宮収縮（陣痛）が始まってから，胎盤が娩出されるまでのことをいいます．通常，陣痛が10分ごとになると分娩開始となります．

　陣痛が始まると，胎児は子宮口に向かって圧迫され，子宮口が開き始めます．子宮口が完全に開いた状態になると，羊膜が破れ羊水がでてきます．胎児を娩出しようとする陣痛に，母体のいきみが加わると胎児が娩出されます．胎児は母親の骨盤の形に合わせて，体を回転しながら娩出してきます（図3-21）．胎児が娩出されたのちに胎盤が娩出されます．

　経腟分娩が困難と判断された時は，帝王切開[1]での分娩となります．

　　1）帝王切開…帝王切開とは，母親のお腹と子宮を切開して赤ちゃんと胎盤などの付属物を取りだす手術方法のことをいいます．赤ちゃんの状態や体の向き，胎盤の位置，お母さんの状態などにより産科医が判断し，行われる手術です．

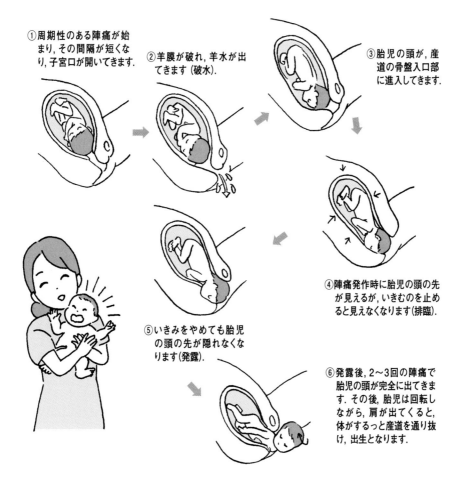

①周期性のある陣痛が始まり，その間隔が短くなり，子宮口が開いてきます．

②羊膜が破れ，羊水が出てきます（破水）．

③胎児の頭が，産道の骨盤入口部に進入してきます．

④陣痛発作時に胎児の頭の先が見えるが，いきむのを止めると見えなくなります（排臨）．

⑤いきみをやめても胎児の頭の先が隠れなくなります（発露）．

⑥発露後，2～3回の陣痛で胎児の頭が完全に出てきます．その後，胎児は回転しながら，肩が出てくると，体がするっと産道を通り抜け，出生となります．

図3-21　出産のしくみ
資料：対馬ルリ子「前掲書」から作成

（3）不妊症

　妊娠を希望していても1年以上，自然妊娠しないことを不妊といいます．一般的な妊娠率は，1年で8割，2年までに9割が妊娠するといわれています．

　不妊の原因は，女性側の原因，男性側の原因のそれぞれがあります（図3-22）．

①女性側の不妊の主な原因

　卵巣の中で卵胞が育たない，排卵がうまくいかない，卵管に問題がある，子宮に問題があり受精卵が着床するのが困難，免疫因子により精子を攻撃してしまう，というものが原因になる場合があります．性感染症がこれらの問題を誘発している場合もあります．

②男性側の不妊の主な原因

　精子を製造する能力の問題，精子が陰茎の先端まで運ばれない精路通過障害などがあります．

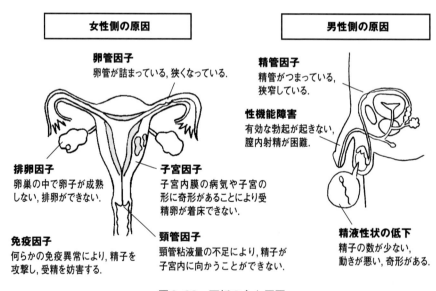

図3-22　不妊の主な原因
資料：対馬ルリ子「前掲書」から作成

（4）不妊治療

　不妊治療の考え方は，「妊娠しにくい原因を治療する」，「妊娠の可能性を高める」の2つです．一般的な治療の流れとしては，まずタイミング療法を行います．数周期行っても妊娠しない場合は，精子と卵子をより近づける治療として人工授精を行い，それでも妊娠し

ない場合は，体外受精・顕微授精を視野に入れていきます．徐々に治療の段階を進めることを**ステップアップ治療**といいますが，治療の期間などは，不妊の原因や女性の年齢，カップルの希望により異なります（図3-23）．治療は保険適用のものから自費のものまであります．

①人工授精

　精子を子宮内へ直接注入し，卵子と精子が出会う確率を高めるものです．排卵前日あるいは当日に実施します．精子を容器に採取し，精子の雑菌などを取り除くために洗浄し濃縮してから，子宮内に注入します．

②生殖補助医療（体外受精・顕微授精）

　卵子と精子を子宮外で受精させて，着床直前の受精卵を子宮の中に戻し着床を促す方法です．卵子は，女性の卵巣から成熟した卵子を取り出します．精子は，男性の精液から元気の良い精子を選び洗浄した後，受精に最適に調整された培養液の中で受精をします．そして，カテーテルを使って子宮の中に戻します．

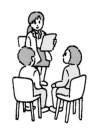

不妊治療
排卵日を診断し，性交のタイミングをあわせる．診断は，超音波検査で卵巣内の卵胞の大きさを測定して決めます．

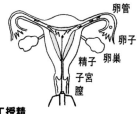

人工授精
採取した精液から運動している成熟精子だけを洗浄・回収して，妊娠しやすい期間に細いチューブで子宮内に注入して妊娠を試みる方法です．

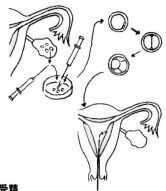

体外受精
受精が正常に起こり，細胞分裂を順調に繰り返して発育した良好な胚（受精卵）を体内に移植します．一般的には2～5日間の体外培養後に良好な胚を選んで膣の方から子宮内に胚移植をします．

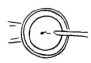

顕微授精
体外受精を実施しても受精が成立しないと判断された場合に実施．顕微鏡で観察しながら，運動性の良い精子を1個吸引し，卵子にガラス針で刺して，精子を注入し受精させます．受精卵を培養器で育てた後，子宮に移植します．

図3-23　人工授精と体外受精
資料：対馬ルリ子「前掲書」から作成

(5) 妊孕力

　妊孕力とは，妊娠する力のことをいいます．妊孕力は，30歳から徐々に減少し，35歳を過ぎるとその力は顕著に低下します．妊娠しない割合は，25歳〜29歳では8.9％，30〜34歳では14.6％，35〜39歳21.9％，40〜44歳では28.9％と報告があり，生殖補助医療治療を行っても妊孕力の向上は望めません（図3-24）．

　女性の場合，いつでも妊娠ができるということではなく，妊娠するには期限があり，そのようなことも考えてキャリアアップやライフステージを考えていくことも大切といえます．

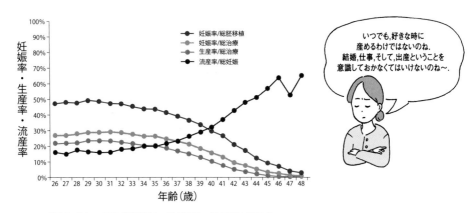

図3-24　ART妊娠率・生産率・流産率2021
資料：日本産婦人科学会ARTデータブック2021から作成

考えてみよう

- 自分の月経周期を知りましょう．女性ホルモンが正常に分泌されていることを確認したり，排卵の時期や月経がはじまることを知るためには，どんなことをすればよいでしょうか？
- おりもの（帯下）とはどんな働きを持っているのでしょうか？
- 妊娠したと気がついた時，おなかの赤ちゃんはすでにどの位の大きさまで成長しているのでしょうか？妊娠の可能性があり，妊娠が判明するまでの生活はどのようなことに注意したらよいでしょうか？

第4章　知って予防できる病気

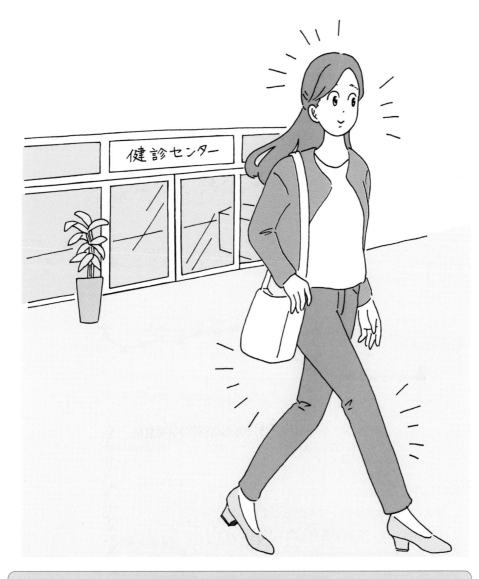

健診センター

　　この章では，女性に若いうちに知っておいてほしい病気のうち，乳がん，子宮がん，骨粗しょう症と性感染症について学びます．乳がんは自分で発見して病院で受診する人もいますし，定期健診で早期に発見することもできます．子宮がんは，わが国は他の国に比べ健診の受診率が低いので，もっと関心を持ってもらいたい病気です．女性は閉経をすぎると骨粗しょう症になりやすくなるので，若いうちから骨を強くしておいて予防しましょう．性感染症はどのような病気か知っておくだけでも良いので，怖がらずに学んでください．

1　女性の病気

（1）乳がん

　乳がんは女性のがんでは1番多い病気です．女性の20人に1人がかかっています．しかし早期発見・早期治療で治癒率が上がります．40歳から50歳に多いのですが，若い人にもあります．高たんぱく，高脂肪の食生活の影響ともいわれています（図4-1）．

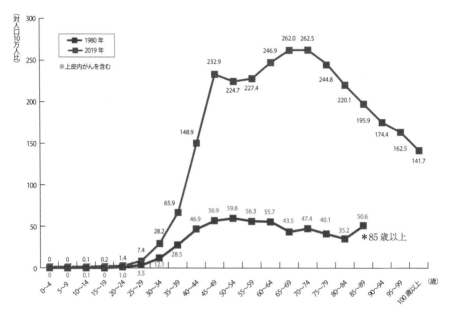

図4-1　女性の年齢階級別乳がん罹患率
資料：国立がん研究センターがん情報サービス「がん登録・統計」

①乳がんの発生部位

　がんの特徴は乳房にくぼみがあったり，しこりを触れたり，乳頭が陥没していたり，左右の乳房の形が違うことで気づくこともあります．しこりは上外側，上内側，下外側の順の頻度で見つかります．また，乳頭から血性の分泌物がある時などはすぐに受診しましょう（図4-2）．

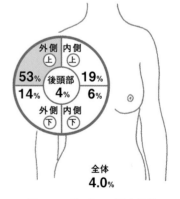

図4-2　乳がんの発生部位
資料：東北大学病院データ（2011-2014年）から作図

②自己触診法

　がんになっても初期は痛みなどの症状はありません．乳がんは自分で見つけられる数少ないがんですので，それには自己触診も覚えてください．乳がんが発見されるうちの7割が自分で見つけて受診した人でした．自分の乳房を定期的に触れていると小さな変化に気がつきます．そして「あれ？」と思った時は，医療機関で受診して検査するようにしましょう（図4-3）.

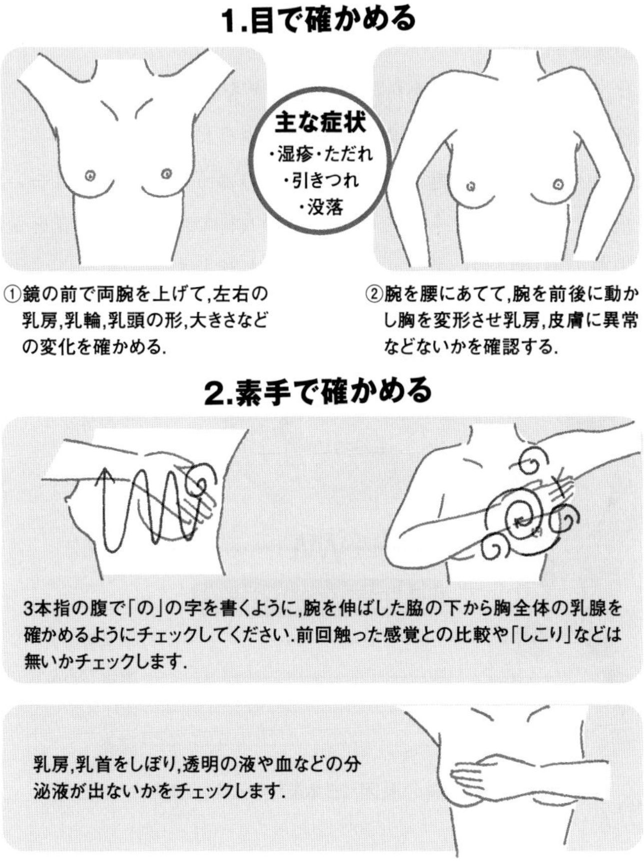

1.目で確かめる

主な症状
・湿疹・ただれ
・引きつれ
・没落

①鏡の前で両腕を上げて，左右の乳房，乳輪，乳頭の形，大きさなどの変化を確かめる.

②腕を腰にあてて，腕を前後に動かし胸を変形させ乳房，皮膚に異常などないかを確認する.

2.素手で確かめる

3本指の腹で「の」の字を書くように，腕を伸ばした脇の下から胸全体の乳腺を確かめるようにチェックしてください.前回触った感覚との比較や「しこり」などは無いかチェックします.

乳房，乳首をしぼり，透明の液や血などの分泌液が出ないかをチェックします.

図4-3　自己触診法

　乳がん検診はマンモグラフィー，超音波検査などをします．40歳以上の人は2年に1度，公費負担で検診ができます．検査は痛いというイメージを持つ人もいますが，早期発見で克服できるがんですので，健診年齢になったら必ず受診しましょう．お母さんやお姉さんにも知らせてください.

(2) 生殖器の病気

　女性には生殖器に関連した女性特有の病気があります．その病気には自覚症状を伴うものも多いです．早く症状に気づき，早く治療を受けることが大切です．病気によっては，病状がかなり進行してからでないと症状に気づかないものもあります．そのような病気を早期に発見するには，検診を受けることが大切です．ここでは，いくつかの婦人科の病気について紹介します．

①不正出血/不正性器出血

　不正出血とは，月経以外に性器から出血することをいいます（図4-4）．新しい血液は赤色，古い血液は茶色，わずかな出血では黄色のようにみえます．

　排卵期（月経と月経の間）に起こる中間期出血のように，病気ではない場合もありますが，重大な病気の症状のこともあるので，産婦人科で受診して検査を受ける必要があります．不正出血の原因については，表4-1に示しました．

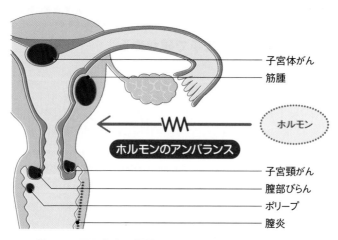

図4-4　不正出血の原因（日本産科婦人科学会HPより作図）

表4-1　不正出血の原因（日本産科婦人科学会HPより改変）

主な出血の原因	疑われる病気
炎症	病原菌の感染，萎縮性膣炎，子宮内膜炎など
ホルモン異常	卵巣機能不全，月経異常など
良性の腫瘍	子宮頸部または内膜のポリープ，子宮筋腫など
子宮腟部びらん	子宮頸がんの初期のこともあり注意が必要
悪性の腫瘍	子宮頸がん，子宮体がん，卵巣腫瘍，子宮肉腫，腟がんなど
妊娠に関連	流産，異所性（子宮外）妊娠など

②子宮筋腫

　　良性の腫瘍ですが，放置すると赤ちゃんの大きさよりも大きくなる場合もあります．腫瘍が大きくなるのは，女性ホルモンが影響しており，閉経後には腫瘍は小さくなります．

　　腫瘍は複数個できることが多く，数や大きさはさまざまです．子宮筋腫は，子宮の内側（粘膜下筋腫），子宮の筋肉の中（筋層内筋腫），子宮の外側（漿膜下筋腫）に発生します（図4-5）．

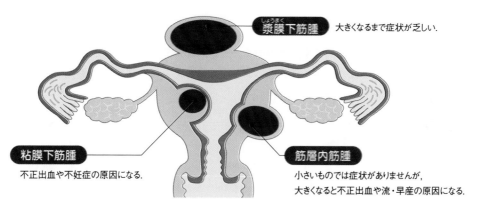

図4-5　子宮筋腫が発生する場所（日本産科婦人科学会HPの図より作成）

　　子宮筋腫の症状には，代表的な症状として月経量が多くなること，月経痛，その他の症状として月経以外の出血，腰痛，頻尿（トイレが近い）などがあります．

　　若い人では妊娠しにくくなったり，流産しやすくなったりします．大きな筋腫では0.5％に悪性の子宮肉腫が含まれています．子宮筋腫は超音波を使って簡単に診断ができます．

③子宮内膜症

　　子宮内膜症とは，月経周期に合わせて増殖し剥離する子宮内膜の組織が何らかの原因で，本来あるべき子宮の内側以外の場所で発育する疾患です（図4-6）．

　　そのため，月経周期に合わせて子宮内側以外の場所で増殖し剥離する月経時の血液が排出されずに，卵巣に血液が溜まって腫れたり，周囲の組織とくっついてしまうこと（癒着）などが生じ，さまざまな痛みをもたらします．不妊症の原因にもなるといわれています．20～30代の女性で発症することが多く，そのピークは30～34歳といわれています．

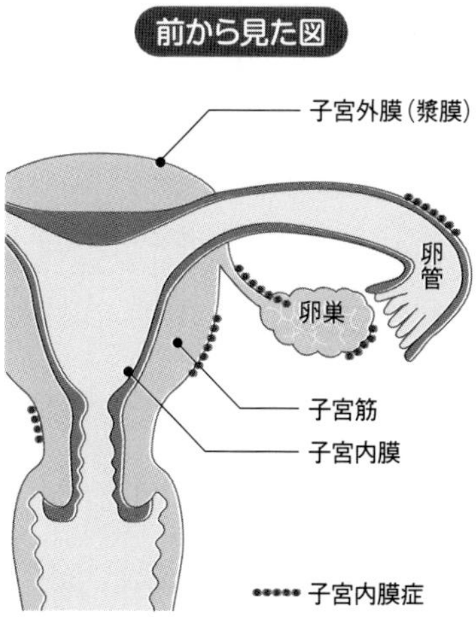

　　子宮内膜症が最もできやすい場所は卵巣ですが，子宮と直腸の間のくぼみや，子宮を後ろから支える

前から見た図

子宮外膜（漿膜）
卵管
卵巣
子宮筋
子宮内膜
●●●● 子宮内膜症

図4-6　子宮内膜症ができるところ
（日本産科婦人科学会HPの図より作成）

靭帯，子宮と膀胱の間のくぼみにも発生します．まれに，肺や腸に発生することもあります．

　代表的な子宮内膜症の症状は月経痛で，子宮内膜症の人の約90％にみられます．月経時以外にも腰痛や下腹痛，排便痛，性交痛などがみられます．

　子宮内膜症の治療は，薬による治療と手術による治療があり，症状の種類や重症度，年齢，妊娠の希望などを総合的に判断して最適な治療法が選択されます．

④子宮頸がんと子宮体がん

　子宮は膣に近い管状の細い部分を子宮頸部，上部の赤ちゃんを育てるために広がっている部分を子宮体部といいます．その中で，子宮頸部に発生するがんを子宮頸がん，子宮体部に発生するがんを子宮体がんといいます．ほとんどの子宮体がんは子宮内膜の組織から発生します（子宮内膜がん）（図4-7）．

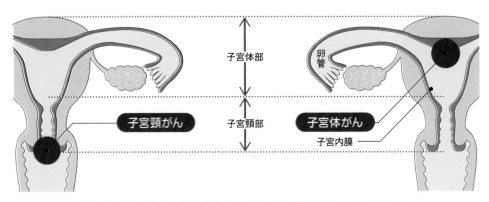

図4-7　子宮頸がんと子宮体がん（日本産科婦人科学会HPの図より作成）

　子宮頸がんは子宮がんのうち約7割程度を占めます．子宮頸がんは，20代後半から40歳前後まで高くなった後に横ばいになります．近年は罹患率，死亡率ともに若年層で増加傾向にあります[1]．子宮体がんと診断される人は，40歳代から多くなり，50歳から60歳代の閉経前後で最も多くなっています[2]（図4-8）．

出典1) 国立がん研究センターがん情報サービス「子宮頸がん」
　　2) 国立がん研究センターがん情報サービス「子宮体がん」

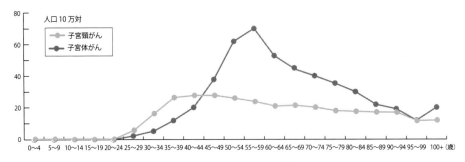

図4-8　子宮頸がん・子宮体がんの年代別発生率
資料：国立がん研究センターがん情報サービス「がん登録・統計」

　子宮頸がんの症状は，早期にはほとんど自覚症状がなく，進行するにしたがって異常な帯下（おりもの），月経以外の出血（不正出血），性行為の際の出血，下腹部の痛みなどが出現します．子宮体がんの症状も，1番多い自覚症状は不正出血であり，閉経後の不正出血は注意が必要です．一方，閉経前であっても，月経不順，乳がんの既往がある場合は注意が必要です．

　子宮頸がんを発症しているほとんどの人が，ヒトパピローマウイルス（HPV）というウイルス感染が原因となっています．そのため，感染予防としてワクチンが開発されましたが，現在ワクチン接種後，体の複数部分に慢性的な痛みが生じる重い症状が報告されていました．定期接種を積極的に勧奨すべきではない（厚生労働省・平成25年6月14日付）となっていました．

　子宮体がんの発生には，エストロゲン（卵胞ホルモン）が深く関わっており，エストロゲンの値が高い人は子宮内膜増殖症という前段階を経て子宮体がん（子宮内膜がん）が発生することが知られています（図4-9）．

＊しかし2020年10月厚生労働省から各県知事に，対象者に知らせるようにとの指示が出ています．

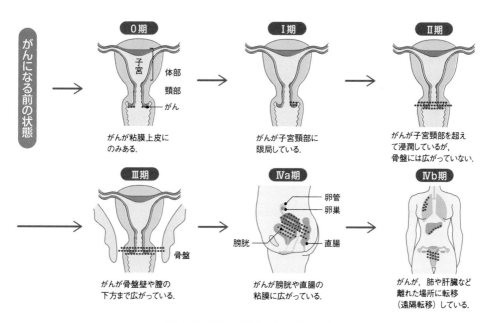

図4-9　子宮頸がんの進行と病期
資料：allwomen.jp子宮頸がん情報サイトより作成　http://allwomen.jp/about/treatment.html

　子宮頸がんも子宮体がんも検診による早期発見が可能であり，定期的なスクリーニング検査を受けることが何より重要です．日本は欧米諸国と比べて検診受診率が低いことが問題となっています（図4-10）．早期発見・早期治療は効果があり，子宮頸がんの初期のがんでは，子宮を残すことが可能ですが，早産のリスクが高まるため，HPVワクチンが重要です．子宮体がんは難治性ではないため，病気が子宮にとどまっている範囲で

治療すれば80％以上は治ることが期待できます.

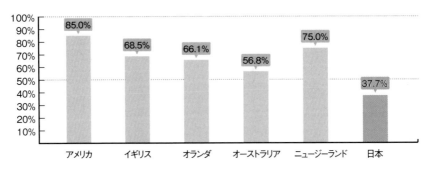

図4-10　世界の子宮頸がん・子宮体がん検診受診率
資料：OECD Health Data 2013より引用

⑤HPVワクチン（1997年度うまれまでの女性は注目！）

HPVはとてもありふれたウイルスで，300種類以上の型があります.性行為の際にHPV（ヒトパピローマウイルス）の感染がおこり，5年〜10年後に子宮頸がんや肛門がん，中咽頭がん，陰茎がんなどになることがあります.また，数ヵ年で尖圭コンジローマになることもあります.

性行為の経験がある女性なら50〜80％の人はなんらかのHPVに感染しているといわれるほどです.さらに，性行為の相手がこれまでに3人以上いる場合にはほぼ感染をしているといわれています.このうち，がんにかかりやすいのはHPV16型とHPV18型で，日本の子宮頸がんの65〜70％を占めています.16型・18型をはじめ，尖圭コンジローマを引き起こす6型・11型などを一緒に予防することができるワクチンもあります.

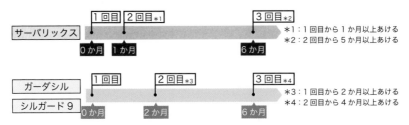

3回の接種が必要で，トータルで10万円程度の費用がかかります（2025年3月までは1997年生まれ以降〜小6の女性は無料でHPVワクチンを接種することができます）.詳しくは厚生労働省のホームページを見たり，住民票がある所在地の保健センターに問い合わせをしてみましょう.

HPVワクチンを打っても打たなくても，性行為を経験するようになったら，2年に1回

子宮がん検診を受けるようにしてください.

　男性にとっても無関係なワクチンではありません. HPVは肛門がんや中咽頭がんの原因にもなるため,これからは外国のように,男性もHPVワクチンを打つのが当たり前になることでしょう.

⑥卵巣腫瘍

　卵巣に発生した腫瘍を卵巣腫瘍といいます. 大きいものでは30cmを超えるものもあります（通常卵巣は2〜3cm）. 多くは卵巣の片側に発生しますが,両側に発生することもあります. 卵巣腫瘍は,良性,境界悪性,悪性の3群に分類されます. 一般的に内部に液体を含んだ卵巣のう腫（嚢胞性腫瘍）は,良性のことが多いです（図4-11）.

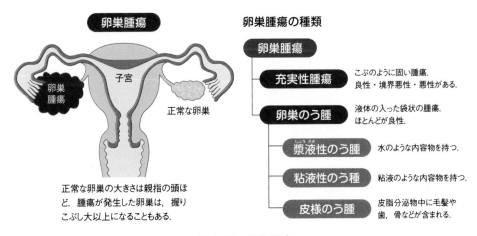

図4-11　卵巣腫瘍
資料：やましたクリニックHPより作成　http://yamashita-clinic-iwakuni.com/

　卵巣腫瘍の症状として片側の腹痛,下腹部痛,頻尿,便秘,腹部膨満感（お腹が張って苦しい）,などがありますが,小さいうちは無症状で経過することが多いです. 診断は超音波検査が有用であり,治療としては手術療法が基本になります. 腫瘍が大きくなってからではないと症状が分かりにくい病気のため,発見が遅れがちになります.

　腫瘍が破裂したり,茎捻転といって腫瘍がお腹の中でねじれてしまうと,突然の強い下腹部痛が出現することもあります.

2　骨粗しょう症

(1) 女性に多い骨折

　日頃，雪があまり降らない都会では，雪が降り積もった翌朝に，道を歩いていて転倒して病院で受診する人が増えています．手をついて手首の骨を折ったり，転倒して大腿骨を折ったりする場合が多く，それは特に女性に多いのです．くしゃみをしたらろっ骨が折れたとか，しりもちをついたら腰椎骨折したなども高齢の女性にあることです．女性は閉経後の50歳頃からホルモンの影響で骨密度が低下してきます．ただ，個人差が大きく，若い時からの生活や病気の治療などが影響しています．骨密度を保ち，骨を丈夫にして，骨粗しょう症を予防することは若い時からスタートしなければなりません．

　高齢になって骨粗しょう症から，骨折，寝たきり，認知症と進んでしまうことを避け，健康寿命を延ばすために，若いうちからできることを考えましょう．

(2) 骨粗しょう症とは

　人の体内では，常に古い骨がこわされ（骨吸収），新しい骨が造られています（骨形成）（図4-12）．

　女性ホルモン（エストロゲン）はこのバランスを保つために重要な働きをしていますが，閉経後に女性ホルモンの分泌量が低下すると，骨吸収が骨形成を上回り，骨がもろくなった状態（巻末資料参照）を骨粗しょう症といいます（図4-13）．

　症状としては，初期はとくに目立った症状はありませんが，身長が縮み，進行すると腰や背中が痛むようになります．気づかないで骨折している場合もあり，回復に時間がかかるようになります．診断は定期的（閉経後は1年に1回）に骨量測定を行い，その結果をもとに予防に努めましょう．

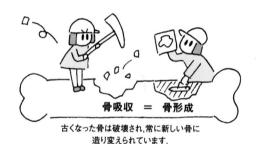

骨吸収　＝　骨形成

古くなった骨は破壊され，常に新しい骨に
造り変えられています．

図4-12　骨形成のしくみ

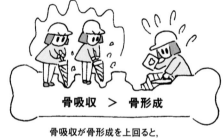

骨吸収　＞　骨形成

骨吸収が骨形成を上回ると，
骨粗しょう症になります．

図4-13　骨粗しょう症

　成長期に骨量をできるだけ増やしておくことが予防に大切です．人の骨がもっとも増える時期は女性で11〜15歳，男性で13〜17歳で，この間に大人になった時の4割くらいの骨が造られます．そして，骨量が最大に達する年齢はおおよそ女性が18歳，男性が18〜20歳頃といわれています．ですから，身体の発育時期にチーズなどの乳製品を摂り，運動して，骨量を増やすように心がけることが，最大骨量を増やすことになります．また，骨の形成には女性ホルモンと男性ホルモンが深く関係しているため，男女ともに思春期は特に骨づくりに大切な時期なのです（図4-14）．

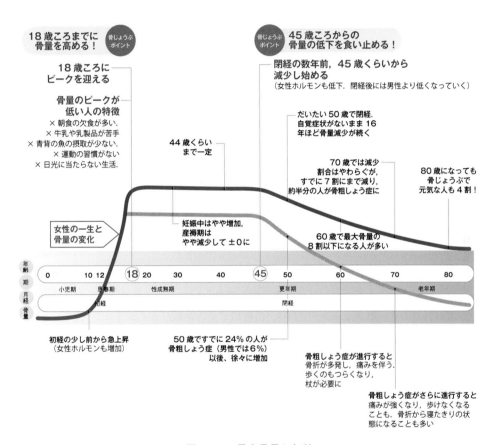

図4-14　最大骨量と年齢

　若い女性が注意することとして，ダイエットが良くない時期があります．骨は，生きている限り日々，造り変えられています．しかし，特に一生のうちで骨の密度が増えるのは，女性ホルモンの分泌が始まる初潮後の数年です．10代のこの時期に，充分に栄養価がありバランスのとれた食物を摂らなければいけないわけですが，それを無理なダイエットで制限しますと，カルシウムが不足して将来，骨粗しょう症になりやすい骨を造ってしまいます．

　若い人たちの中に，60歳以上に相当する密度しかない人や，いつ骨折をしてもおかしくない危険な状態の人が増えています．このような人たちの多くがダイエットの経験があるという事実は見逃せません．ダイエットは骨の形成に影響を及ぼすだけではなく，健康そのものにもよくありませんので，無謀なダイエットは慎まなければなりません．

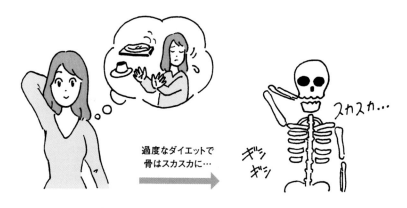

過度なダイエットで
骨はスカスカに…

(3) 骨粗しょう症を予防する栄養素

　骨粗しょう症を予防する上で重要なことは，なぜ骨が「スカスカ」になってしまうのかということです．その要因としては，食事からのカルシウム不足が原因といわれていますが，その上で副甲状腺ホルモン（PTH），活性型ビタミンD，カルシトニン（CT）というホルモンが大きく関係しています．

　しかし，残念ながらホルモンは，体内でしか作ることができません．そのために栄養素でいえば，カルシウム，たんぱく質，ビタミンDなどの栄養素の摂取が重要となります．

　だからこそ，正しい食事をする必要があるのです．その中で，特に骨粗しょう症予防で注目されている栄養素について説明します．

①カルシウムの重要性

　骨粗しょう症の第一の原因はカルシウム不足ですが，多くの日本人が必要量を満たしていません．そして現在，日本で骨粗しょう症の患者は女性980万人，男性300万人（2015年）いるとみられています．カルシウムの吸収率がよい乳製品を十分に摂っているアメリカでさえ，患者数は約2,000万人と推定されています．どうすればカルシウムを十分に摂れるのでしょうか．望ましいカルシウム摂取基準は，12〜14歳が最大で，男子

1000mg女子800mgになります．この数値は骨量を維持するために必要な量として設定されています（図4-15）．そして，18歳以上の男女ともにカルシウムの過剰摂取による健康障害を回避する量（耐容上限量）として2,500mgと設定されています．

　妊婦の見かけの吸収率は後期で増加しますが，実際は母親の尿中排泄量が増加することが，報告されています．したがって，きちんと望ましい摂取量を摂取することが重要となります．

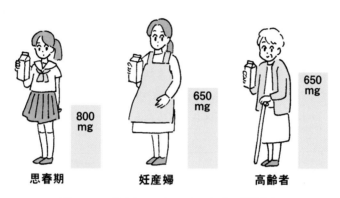

図4-15　望ましい1日のカルシウム推奨量

　日本人はその必要量を乳製品よりもむしろ野菜や果物，小魚，大豆，魚類などから摂っています．しかし，カルシウム吸収率はおおよそ乳製品40〜60％，他の食品では5〜30％となっていますので，日本人の摂取量不足は，食のパターンが大きく作用しているといわざるを得ません．カルシウムを豊富に含む食品はもちろんのこと，吸収率，つまり効率のよい食品を選ぶことが大切です．

②植物性カルシウム群

　摂取したカルシウムはすべて体内に吸収されるわけではありません．カルシウムの吸収率は，一般人で約30％，成長期は約50％です．ただし，妊婦のみ約100％の吸収率があるといわれています．だからこそ，食品による体内への吸収効果が期待されています．

　その中でも水に溶けやすいカルシウムは，胃酸濃度を増加させることができるため，より体内カルシウム吸収が期待されています．私たちの食品の中では，大豆製品や海藻類，野菜類が相当します．さらに，体内のpH維持がとても大切であり，体内がアシドーシス（酸性pH7.36以下）になると，腎臓におけるカルシウム再吸収を低下させる原因となります[1]．

　そのため，体内を弱アルカリ性に保っていかなければなりません．体内を弱アルカリ性にする場合，カリウムやカルシウムを多く含む食品，すなわち果物，野菜，大豆製品，海藻類，しいたけ類の摂取が大切です．近年では，L型発酵乳酸カルシウムが注目されています．

　　1）参考資料：ホリック／ドーソン-ヒューズ 著「骨の健康と栄養科学大辞典」西村書店2009．

③動物性カルシウム群

　カルシウムを多く摂るには，乳製品が良いと多くの方々が思われるでしょう．事実，欧米諸国のカルシウム摂取量の50％以上は，牛乳および乳製品に由来しています．乳製品はリン，マグネシウム，亜鉛などの主要な栄養素を摂取することができます．さらに，たんぱく質や，適度な脂質を摂ることができ，特に閉経後の女性においては効果的です．

　ただし，閉経後に脂肪分や糖分の多い食品を多量に摂取すると，骨の状態に及ぼす悪影響も示唆されているため，動物性食品については，子どもから大人まで過剰な摂取には注意をしなければなりません．

　魚介類の中にも，多くのカルシウムが含まれています．特に小魚や小エビからカルシウムを摂取することは効果的です．なぜなら，魚介類の中にはビタミンDも多く含まれているため，カルシウム吸収を促進させてくれるからです（図4-16）．

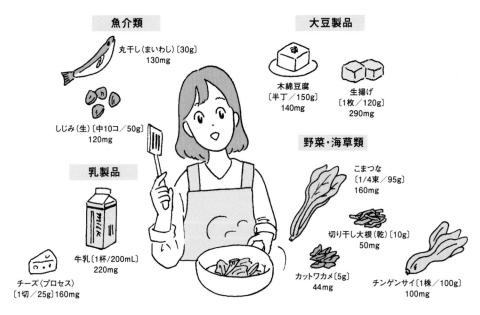

※野菜は生の重量でゆでたり，炒めたりすると，カルシウムは10％前後減ります．

図4-16　カルシウムを多く含む食品
資料：文部科学省「日本食品成分表」より作成

column

　最近は骨密度を高めるための追加方法として，骨の代謝バランスが注目されています．破骨細胞の働きを腸内の善玉菌を増やすことで抑えられ骨密度の変化率を上昇させる報告があります．その微生物は発酵食品の中に含まれているバチルス発酵物といわれています．

④ビタミンD

　ビタミンDは，カルシウムをより細胞内に吸収されやすくするための補助をしてくれます．このことを受容体ともいいます．この受容体は，体内のホルモンや酵素から作られます．ビタミンDが添加されている食品もありますが，太陽の陽を浴びることによって，自分の体の中で作ることができるビタミンでもあるのです．1日の目安摂取量は，一般成人で5.5〜50μgです（図4-17）.

魚介類

べにさけ（焼き）
100g（一切れ）
〈38.0μg〉

あんこう（きも，生）
30g（3切れ程度）
〈33μg〉

さんま（みりん干し）
100g
〈20.0μg〉

しらす干し（半乾燥品）
30g（しっかり一盛り）
〈18.3μg〉

まいわし（丸干し）
30g
〈15μg〉

すじこ（しろさけ）
20g
〈9.4μg〉

くろまぐろ（脂身）
30g（3切れ程度）
〈5.4μg〉

かずのこ（にしん，生）
20g
〈2.6μg〉

きのこ類・卵

まいたけ（乾）
5g（1かけ）
〈1.0μg〉

きくらげ（乾）
1g
〈0.9μg〉

しいたけ（乾）
5g（3個程度）
〈0.9μg〉

鶏卵（全卵）
60g（Mサイズ）
〈2.3μg〉

※日本人の食事摂取基準2020年版では，ビタミンDの目安量として，男女ともに3.0μg〜9.0μg（年代別に異なる）の範囲であり，妊娠と授乳婦はともに8.5μgです．
※耐用上限量（過剰摂取となる量）も設定されており，25μg（1歳未満），20μg（1〜2歳），30μg（3〜7歳），40μg（8〜9歳），60μg（10〜11歳），80μg（12〜14歳），90μg（15〜17歳），18歳以上は100μg以上が過剰摂取となります．

図4-17　ビタミンDを多く含む食品
資料：文部科学省「日本食品成分表」より作成

つくってみよう　骨粗しょう症を予防するレシピ

トマトとしらすの酢の物（2人前）

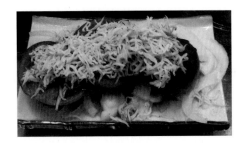

レシピ	
トマト	1個
たまねぎ	1/2個
しらす	大さじ2杯程度
	（お好みで）
酢	大さじ1杯
醤油	大さじ1/2杯
みりん	大さじ1杯
砂糖	少々（お好みで）

【つくり方】

手順1　たまねぎの皮をむき，半分に切り，上下の食べられないところを切り取る．そこで，せん切りにし，すぐにお皿に盛りつける．…①

手順2　①の上に，洗ったトマトを，皮ごとへたもついたまま輪切りにしてのせる．…②

手順3　②の上に，シラスを思いっきりのせる．…③

手順4　酢と醤油とみりんと砂糖を合わせたものを，③の盛り付けられたしらすの上から，かけてできあがり．

豆腐白玉粉

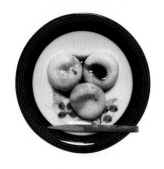

レシピ	
木綿豆腐	100g
白玉粉	100g
黒蜜	（黒砂糖を水でとかしたもの）

【つくり方】

手順1　豆腐白玉粉を茹でるお湯を沸かす．…①

手順2　木綿豆腐100gを軽く水を切り，ボールに入れる．…②

手順3　②の中に，白玉粉を少しずつ加える．豆腐の水分によっては，白玉粉が100g以下の場合もある．手で混ぜながら，耳たぶ程度になったら，お団子の形に丸める．…③

手順4　①の沸いたお湯と，氷水を用意する．沸いたお湯の中に，③の丸めた豆腐白玉粉を入れる．

手順5　しばらく茹でて，浮き上がってきたら，氷水に移す．

手順6　粗熱が取れたら，水をしっかり切って，器に盛る．

手順7　豆腐白玉粉の上に，黒砂糖をお湯に溶かした黒蜜をかけてできあがり．

(4) 骨粗しょう症を予防する運動

　予防の基本は，カルシウムやビタミンDの多い食品をとり，適度な運動をすることです．

　運動はウォーキングやジョギングなど体重の負荷がかかる運動が良いでしょう．宇宙飛行士が無重力の宇宙で長期滞在してから地球に帰還した時に，歩いて大地を踏むことができないのは，重力がない状態が続くと骨が弱くなっていて，立つと骨折してしまう危険があるからです．

　カルシウムは体内に吸収されると99％は骨になりますが，残りの1％は血液と一緒に全身をめぐり，筋肉の収縮や，脳で考え，感じる時の神経の伝達，傷口からの出血を止める働きもしていて，身体の維持に大変重要な役割を果たしています．ですから，体内にカルシウムがとり込まれなくなると，不足分を骨から補給する結果となります．身体の基礎が作られるこの時期に，バランスのとれた食生活を心がけ，カルシウムをしっかり摂らないと，やがてスカスカの骨になってしまいます．また，この時期の積極的な運動は骨の形成に有効です．運動によって体内に吸収されたカルシウムを骨にしっかり定着させておくと，歳をとってからも，若々しい骨を保てることが分かっています．毎日の生活の中に運動を積極的に取り入れましょう．

---

column

1日15分でできる骨粗しょう症予防体操

　骨粗しょう症予防には重力を利用して，体重の負荷がかかる運動が良いとされています．水に浮く水泳よりも，ウォーキングやジョギングなどです．家の中では，たとえば掃除をする時に掃除機を持って動き回る，キッチンでは片足立ちをするなども手軽にできる運動です．時間のない人は通学や通勤の電車の中で立っている時に，片足に体重をかけるのも骨を強くすることでは効果的です．疲れたら反対の足に体重をかけることを交互にするのです．ただバランスを崩して倒れたり，他人にぶつからないように吊革に手をかけておきましょう．

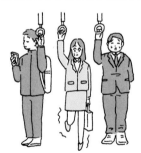

考えてみよう

● 60歳になった自分自身の健康状態を想像してみてください．

3　性感染症の予防

(1) 性感染症

　性感染症（STD）については，高校の保健の時間に学習したかもしれません．しかし，成人に近づいた今の時期は，今までよりも身近な問題として知っておいてほしいことがあります．性的接触により感染する病気を性感染症と呼びます．感染した人の精液や，膣分泌液，血液の中のいろいろなウイルスや細菌が，粘膜や皮膚の傷から感染します．知らずに感染を広げることもあるのです．どのような病気があるかを知ることにより，予防にもつながることを期待します．性感染症は感染してもすぐに発病しない場合や，必ずしも自覚症状があるとは限らない病気です．そのため，感染に気づいた時には，すでに多くの人に伝染して，知らずに感染を広げることもあるのです．性経験の前に知っておかなければなりません．

　女性が感染した場合，不妊症，早産，生まれた子どもが低出生体重児になることがあります．また母子感染で赤ちゃんに感染することもあります．

　さまざまな性感染症の予防には「安易に性行為をしない」「コンドームを着用する」「出血のおそれがある性行為をしない」といった基本的な知識を持っていれば，かなりの確率で防ぐことができます．性感染症の対処方法として最も大切なのは，なるべく早く治療を行うことです．治療が遅れれば，それだけ症状が悪化していきます．

　性感染症の早期治療を実現するためには，感染を早期発見しなければなりませんので，心配な時は婦人科に相談しましょう．

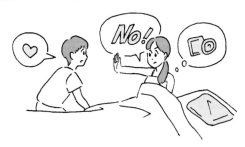

(2) さまざまな性感染症

①雑菌性尿道炎

　汚れた手のまま性器に触れると，傷口から雑菌が体内に入って発症します．感染してから症状が出るまでは1〜10日程度です．男性は排尿時に痛みをともないます．一方，女性の場合，自覚症状が出ることはほとんどありません．手指を清潔にしておくことが，何よりも重要な予防法になります

②クラミジア（咽頭の感染も含む）

　クラミジアトラコマチスに感染してから症状が出るまで1〜4週間程度です．感染する

可能性が非常に高い性感染症です．感染すると，男性は尿道にむずがゆさをおぼえるようになります．

　女性は帯下（膣分泌物）が増えて腹痛を起こしやすくなるものの，感染に気づかないケースが多いようです．そのため，放置していて卵管に炎症がおよび，将来の不妊や子宮外妊娠につながることもあります．コンドームで予防することと，早期に発見することが重要になります．

③カンジダ（真菌症）

　カンジダという真菌に感染してから症状が出るまで何年にも及ぶことがあります．他の性感染症（STI）とは異なり，体内に常在していることもあります．抗生物質の長期使用や，ストレスなどの体調の変化によって免疫力が下がった時に，性的接触が無くても自然発症することがある病気です．カンジダ症は女性の方が発症する確率が高く，外陰部が赤く腫れ，白い帯下やかゆみなどの症状が出ます．定期的な膣洗浄や専用の軟膏の塗布によって治療します．

④トリコモナス

　トリコモナスは，トリコモナス原虫の感染によって1〜3週間程度で発症します．女性の場合，外陰部にかゆみや灼熱感があったり，帯下が増えたりします．男性の場合は排尿時に軽い痛みをともないますが，感染に気づかない場合がほとんどです．軟膏の塗布や内服薬によって治療します．

⑤淋菌感染症

　淋菌に感染して2〜7日で発症します．女性は症状が軽く無症状なこともありますが，放置していると卵管に炎症がおよび，将来の不妊や子宮外妊娠につながることもあります．

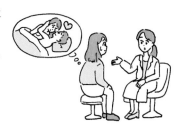

POINTs

- STI「Sexually Transmitted Infection」：性感染を意味し，性的関係によって病原体に感染することですが，必ずしも発病して病気の症状が出ているわけではありません．しかし，人に感染させることはあり得ます．発病を遅らせる薬によって発症しない場合もあります．

- STD「Sexually Transmitted Diseases」：性感染による病気のことで，発病しそれぞれ特有な症状が発症します．適切な治療が必要です．

⑥梅　毒

　昔から有名な性感染症で古典的な小説にも描かれていますが，現在でもまだ多い病気です（図4-18）．

　スピロヘータという病原により感染します．進行するとさまざまな症状が現れ，性器に小豆代のしこりができ，その後は全身に赤い斑点が現れ，数年経過すると全身に障害が出ます．手術の前の血液検査で発見されることもあります．

　妊娠中に感染すると出生児が先天性梅毒として障害が起こることもあります．

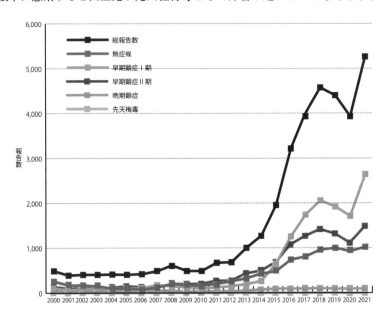

図4-18　梅毒の年別・病型別報告数の推移（2001-2021年）
資料：国立感染症研究所ホームページ
（https://www.niid.go.jp/niid/ja/syphilis-m-3/）

⑦HIV・AIDS感染

　わが国のHIV（ヒト免疫不全ウイルス）感染者は2022年の時点で23,000人を超え，AIDS（後天性免疫不全シンドローム）患者は10,000人を超えました．

　HIVに感染してから症状が出るまでに，3か月〜数年程度を要します．

　ウイルスが免疫細胞を破壊し，免疫不全を起こす病気です．HIVに感染してからAIDSが発症するまではキャリアー（健康保菌者）になるだけで，外観上は健康な状態と変わりません．しかし一度発症すると，急激な体重の減少，著しい寝汗，下痢などの症状が続き，数年で死に至ることもあります．最近では，感染しても発症を遅らせる薬が効果を得て，治療の後に元気で生活する人も増えています．

　キャリアーの状態で本人が気づかないと，さらに多くの人に感染を広げます．性的ネットワークの多い人ほど影響が広がるのです（図4-19）．今付き合っている人がそれまで付き合っていた人たちに，性感染症がなかったかは知る由もありません．そして，たっ

た1人の相手からでも感染を受けることはあり得ます．予防はセックスをしないことか，コンドームを使うことです．

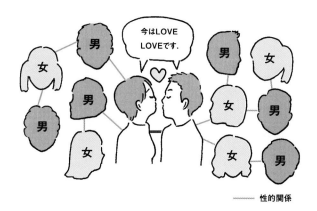

図4-19　性的ネットワーク

考えてみよう

● 骨粗しょう症は歳を取ってからではなく，なぜ若い時から気をつけなくてはならないのでしょうか？

● 女性に特有の病気を予防するために，私たちは日頃からどのようなことに気をつけて生活するとよいでしょうか？

● 女性に特有の病気を早期に発見するためには，どんなことを心がけたらよいでしょうか？

● 性感染症はどうしたら予防できるのでしょうか？

column

デートDV（domestic violence ドメスティック・バイオレンス）について

　お付き合いをしている彼から，怒鳴られたり，容姿や性格を馬鹿にされたり，ミスを責められたりという事はありませんか？あなたの都合に関係なくデートの約束の強制や，あなたが付き合う友達への干渉はありませんか？スマホにすぐ返事をしないことで怒られたり，監視や束縛をされているような気持ちになっていませんか？イケメンな彼氏に嫌われたくないから我慢しているということはありませんか？それは恋愛ではなくDVです．

　デートDVは恋愛関係にある2人の間で支配，虐待，主体性の侵害があることをいいます．直接的な段る蹴るなどがなくても心に苦痛を感じる場合はDVになります．私のことを常に想っていてくれる，私のためを想って助言してくれているという解釈は誤りです．デートDVは女性が被害者になる場合が多いですが，男性が被害者になることも増えてきています．あなたが彼氏にデートDVをしていないかも考えてみてください．お互いの存在を尊重し思いやる素敵な恋愛をしましょう．

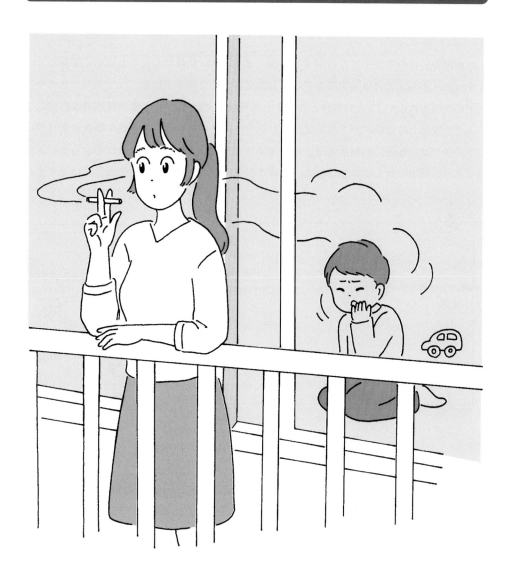

　20歳になると法律上は喫煙が許されますが，多くの学生は「タバコは臭いし煙い」と言っています．さらに，タバコとはどのようなものか真実を知ると，これから先も吸いたくないと思ってくれるでしょう．自分が吸わないだけでなく，他の人の煙も気になってくれば，どのように自分の身を守ることができるか考えるようになるでしょう．世界のタバコ対策と比べて，日本が現在どのような状況であるかを知ることも，グローバル社会に向けて必要になります．この章では喫煙や受動喫煙が，特に女性に与える影響について学びます．

1　女性の喫煙の影響

(1)　喫煙率の推移

　わが国の男性の喫煙率はこの30年で半減しましたが，女性はもともと少なく推移しています．2019年の国民健康栄養調査では成人男女合わせた喫煙率は16.7%であり，もはや我が国の喫煙者は6人に1人の割合となりました（図5-1）．しかし，現在習慣的に喫煙している者が使用しているタバコ製品では，30歳台，40歳台男性と，20歳台，30歳台女性では加熱式タバコ（後述）の使用が増えています（図5-2）．これらはニコチンを含むタバコ製品であり，健康に対しての害は無論，禁煙する気を阻害するものとして考えねばなりません．

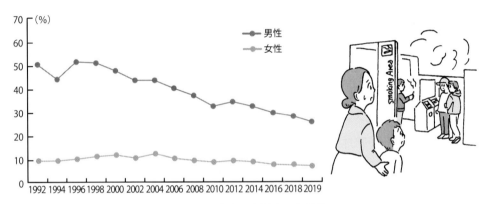

図5-1　日本人の喫煙率の年推移
資料：厚生労働省「国民健康・栄養調査」より作成

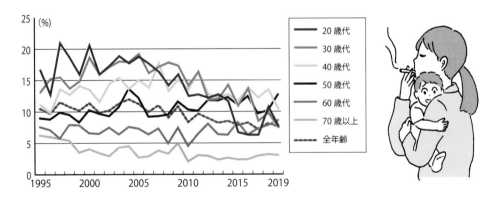

図5-2　日本の女性の年代別喫煙率
資料：厚生労働省「国民健康・栄養調査」より作成

　先進国では男女の喫煙率にはあまり差が無いのですが，わが国は他のアジア諸国と同様に差が大きいのが特徴です．これは歴史的に，女性は男性同様にタバコを吸うものではないという考え方が続いていたり，女性が自由に使えるお金が少ないということも関係していました．最近は女性の権利が強い国では，喫煙率に男女の差が目立ちません（図5-3）．また，毎年の国民栄養調査によると，現在，習慣的に喫煙している者に占める「喫煙をやめたいと思う者」の割合は，2018年の結果では男性24.6％，女性30.9％と女性の方が高く，近年，男女ともに禁煙希望が増加傾向にあります．

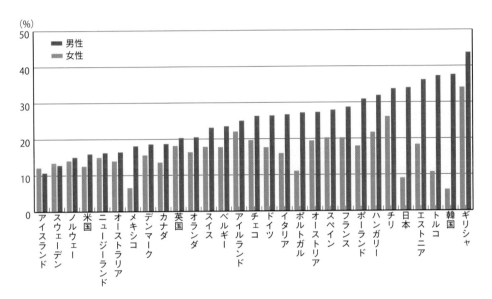

図5-3　世界の男女別喫煙率
資料：OCED. Stat 2015.6.15より引用

(2) 女性への売り込みと対策

　2010年の調査では，現在喫煙者の1日の本数は10本以下の者は男性28.4％，女性51.3％で，女性の喫煙者の半数は1日10本以下のスモーカーということになります．そのためか最近は女性向けのカラフルな包装で，10本入りのタバコが販売されています．まるで口紅の容器のようで，化粧ポーチに入りやすそうになっているのですが，有害性は同じです．

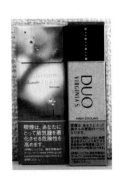

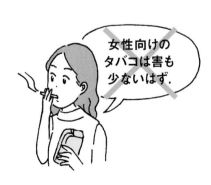

　中高年の喫煙率の低下とともに，タバコ会社はキラキラしたかわいいパッケージや，化粧ポーチや可愛いメモ帳などの景品付き，さらには煙の少ないタバコやフレーバータバコなど，女性をターゲットにしたタバコが目立つようになりました．応募すると可愛いバッグや家具が当たるというFCTC（WHOタバコ規制枠組み条約）に違反した販売方法も行っています．

　また，コンビニでは他の商品とともに女性も抵抗なく買うことができます．職場には喫煙所のある会社もあり，喫煙すれば休憩時間が多くなるという現状です．環境省の「子どもの健康と環境に関する全国調査（エコチル調査）」では，若い24歳以下の妊婦の喫煙率が10%という結果も出ました．

　これらの売込みに対抗するには，タバコはおしゃれでは済まされない「タバコの真実」を知っておく必要があります．

（3）タバコの煙の真実とは

　タバコの煙の中には殺虫剤の成分が入っていることはあまり知られていません．4,000種類以上の化学物質と200種類以上の有害成分，そして60種類以上の発がん性物質が入っています．シアン，ヒ素，カドミウムなどの有毒物質ももちろん含まれています（図5-4）．そのためブラジルのタバコのパッケージには，ゴキブリとネズミの死骸の写真とともに殺虫剤の成分が入っているとの説明が記載されています．中国のタバコでは毒が入っていると写真で示しています．口腔がんや真っ黒な肺の写真などの外国のパッケージの有害表示は若い人にはかなりのインパクトがあり，特にゴキブリ写真は女性にはショックで効果的でしょう（巻末資料参照）．外国では訴訟の問題などがあり，タバコ会社も真実を知らせざるを得ないのです．

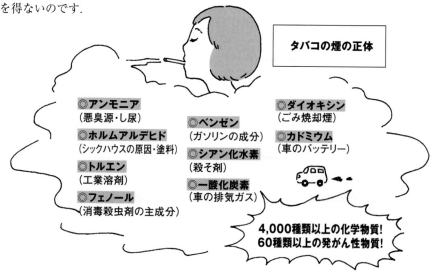

図5-4　タバコの煙の成分
資料：厚生労働省HP「たばこの煙から子どもたちを守るには」より作成

　また，最近のタバコには50年前のタバコに比べて添加物がたくさん入っています．レブリン酸は，「にが味」を減らし，えがらっぽさを減らすので，煙を吸い込みやすくさせています．砂糖は煙をなめらかにして，不快さを和らげ，アセトアルデヒドは依存性を高めています．アンモニアは，ニコチンが脳へ届くスピードを早めるために添加されています．

　メンソールは女性向けのタバコなどに入っていますが，喉を冷却してしびれさせ，煙を吸い込みやすくさせています．いろいろなブレンドにより，タバコ特有の発がん性物質ニトロソアミンが多くなっています．そして気管支拡張作用物質を加えて，煙が肺に到達しやすくしています．そのようなテクニックにより，現在販売されているタバコの方が，昔のよりも害が大きいのです．ですから昔の人が吸っていたタバコよりも，今の吸い始めの人の方が健康を害されやすいことは理解できます．低タール，低ニコチンの軽いタバコといっても，体に入る時は「低」になっていませんし，有害物資が少ないわけでもありませんので騙されないようにしましょう．

　WHO（世界保健機関）は，タバコのことを「製造者の指示通りに使用して，使用者の半分の人を死に至らせ，販売が許されている世界的に珍しい商品」と指摘しています．

（4）女性の健康障害

　タバコを吸うと心臓の拍動が増え，血圧が上昇します．これはニコチンの急性影響として血管が細くなるからです．喉への煙の刺激で咳込むこともあります．血液の流れが悪くなるので冷え性の人は手足が冷たくなります．胃の粘膜に直接影響して胃潰瘍を引き起こし，肺に影響して喘息発作や気管支炎にもなります．風邪をひきやすいのも，いつも気管を傷つけているからです．

　慢性の影響としては，肺がん，口腔がん，乳がんなど多くのがんの危険を高めます．今，女性のがん死亡の1位が乳がんで，肺がんがその次となっています．心筋梗塞や脳梗塞など多くの病気にも関係しています．歳をとってから肺の働きが悪くなると，歩いたり走ったりすることが苦しくなります．また，喫煙者は閉経が早くなり，骨粗しょう症の危険も高めます（図5-5）．

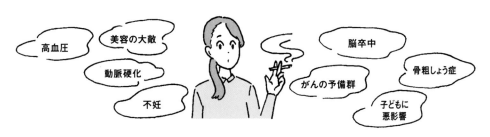

図5-5　タバコが及ぼす害

　美容の面では，タバコのニコチンは肌の血流を悪くするのでしわが増えます．そして体内のビタミンCを減らすのでしみや，黒ずんだくすんだ肌になります．タバコの煙はコラーゲンを壊し，肌の老化を進めます．

　喫煙者は毛穴が開くとエステティシャンは気がついています（図5-6）．特に喫煙者の皮膚の3つの特徴として，深いしわ，浅黒い肌，口元の縦じわと皮膚科医は指摘しています．それらはエステでも取り返しがつかないようです（巻末資料参照）．鼻毛が延びるのはあまり知られていません．鼻毛は吸う空気のゴミを気管に入れないために，人間の体を守るために必要で存在するものです．喫煙者は鼻の周りにPM2.5のサイズである有害なタバコの煙がいつも漂っているのです．当然鼻毛が伸びて，浮遊粉塵の侵入をせき止めようとします．理容店の方も喫煙者は鼻毛の手入れが必要だと言っていました（図5-7）．口臭も喫煙者はタバコ臭いです．喫煙したばかりの人と会話をした時に，特に感じます．

　喫煙は舌の器官の働きを悪くするので，味覚が低下します．おいしい料理の微妙な味が分からないのはもったいないことです．そして味覚とともに，嗅覚にも影響が出ます．春の花の香り，おいしい果物の香りが分からないのも，もったいないことで，喫煙による嗅覚や味覚の低下は生活の質に影響します．さらに更年期を早め，骨粗しょう症にも関係し，老後の生活にも関係することを若いうちに気づいてほしいのです．

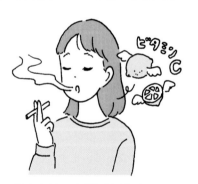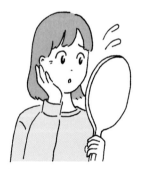

1日にタバコを3〜4本吸うと成人女性が1日で
必要なビタミンCが全て失われます．

ビタミンCの消費によって血管が老化し
しみ・しわ・くすみの原因になります．

図5-6　喫煙による老化

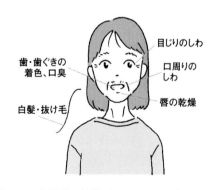

図5-7　喫煙者の特徴（スモーカーズフェイス）

　女性はダイエットのつもりで喫煙を開始する場合がありますが，確かに喫煙により味覚が損なわれ，食欲が落ちることはあります．しかし，それはダイエットというより健康障害ともいえます．美容の面では肌に悪いことであり，しわやシミの原因ともなり，おしゃれなことではありません．

(5)　妊婦の喫煙

　若い女性で喫煙している人の中には「妊娠したら禁煙します」という人もいますが，妊娠と判明する時にはすでに胎児の大事な心臓や脳ができ始めていますので，タバコの影響が及んでしまうこともあります．そのため女性は妊娠する前から吸わないようにしてほしいです．吸い続けた場合，前置胎盤，早産，死産，低出生体重児，奇形，さらに生まれた子どもの知能低下にも関係するとの報告もあります．最近はSIDS（乳幼児突然死症候群）や，生まれた子どもが多動になる率が高まることも分かっています（図5-8）．
　最近の小児科の学会では，妊婦の喫煙により小さく生まれた子どもが，胎児の時の反動で脂肪や栄養を蓄えてしまう体になっていく為に将来，糖尿病や肥満になるということが報告されています．妊婦の喫煙は，喫煙する本人だけの問題ではなくなります．

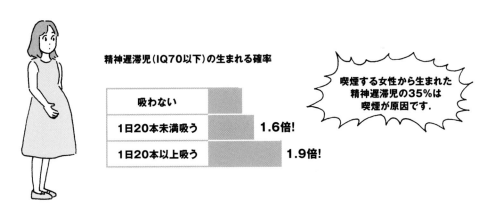

図5-8　妊娠中の喫煙の問題
資料：Drews.J.Pediatrics .1996

　出産後の再喫煙も問題になっています．妊娠中はお腹の子どものために禁煙できても，家族に喫煙者がいるとまた吸いたくなってしまいます．まだ母乳を与えている時期では，母親が吸ったタバコのニコチンなどが母乳を介して子どもの体に入って，子どもが急性ニコチン中毒になることもあります．お酒の場合と同じです．
　家族が喫煙していると妊婦が禁煙しにくくなりますし，妊婦への受動喫煙の害も生じてきます．妊婦のいる家では家族皆が禁煙して，きれいな空気で新しい家族を迎えてほしいです．

(6) ニコチン依存

　喫煙する人は風邪をひいて具合が悪い時でも，いつもと同じ本数を吸ってしまうことが多いです．そうしなくては落ち着かないのでしょう．喫煙してから40分ほどたつと，血液中のニコチンの濃度が下がってきます．そうすると脳の中のドーパミン受容体から，「ニコチンがつくと気持ちよくなる」，「ニコチンが足りない」と指令が来て，またタバコを吸ってしまってホッとするのです．喫煙者は1日中これを繰り返しています（図5-9）．ニコチン切れの時に，タバコを吸ってニコチンを補給してホッとすることをストレス解消と誤解しているのですが，吸わない人でニコチン依存になっていない人は，当然そのようなニコチン切れのストレスは元々ないのです．

　ニコチン依存は未成年のうちに吸い始めた人にとってはかなり強い依存になり，なかなか禁煙しにくいようです．

　今では，体に貼ったパッチからニコチンだけを吸収してタバコを吸わないで済む禁煙方法（ニコチンパッチ）もあります．

　医療機関の外来で，タバコがおいしくなくなる飲み薬で治療する禁煙外来など，健康保険で治療できる場合もあります．

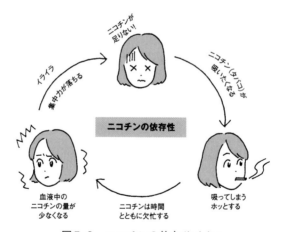

図5-9　ニコチンの依存サイクル

(7) 諸外国との比較

　外国の人が日本に来て驚くことは，タバコの自動販売機の多さと，飲食店が禁煙になっていないために受動喫煙の害を受けてしまうことだそうです．諸外国では販売方法が規制されていて，買いやすいタバコの自動販売機はなかなかありません．諸外国は年齢確認のためにタバコを対面販売でしか売りません．それに日本のように店頭には並べていなくて，注文すると店の奥から持ってきたりしています．これはパッケージを並べることは，宣伝

していることになるので良くないことと考えているからです．タバコの値段も日本は安す
ぎます．先進国では800円から1,200円で，英国では最近2,000円に，オーストラリアでも
3,600円になりました．これは国民の健康を考えて値段を高くして，喫煙者を減らそうと
しているからです．2000年に，カナダが世界で最初にタバコのパッケージを警告表示の写
真入りにしました．16種の写真で両面に50％以上と決まっていました．その写真は肺がん
や脳出血，心筋梗塞などの生々しい臓器の写真です．今では世界の70か国がこのような恐
ろしい写真の警告表示を取り入れていて，これが世界標準になっています(巻末写真参照)．
そのかわり，その病気になってもタバコ会社を訴えることができなくなりました．害を知
らせているので，喫煙者の自己責任というのです．

　オーストラリア政府は2012年，すべてのタバコをオリーブ色と茶色の地味な色調の包装
デザインに統一して，その銘柄特有の色を排除したパッケージで販売する措置を実行しま
した．プレーンパッケージというものです．包装には従来どおりの健康への害を示す真っ
黒な肺や，各種がんの生々しい写真がほぼ全面に掲載しています．これらの措置は，若者
や女性に興味を引くきれいでかわいらしいデザインを排除するためで，2014年には，フラ
ンスも16歳未満の喫煙率を引き下げるために，タバコの包装を「同じ形，同じ色，同じ活
字，同じ大きさ」に統一する計画を発表しました．

　しかし日本では「喫煙者が嫌悪感を感じるようなパッケージは良くない」という方針で，
いまだに小さな文字だけの警告になっています（図5-10）．パッケージの健康警告表示が
諸外国では厚生労働省の所管であるのに対して，わが国では財務省の所管だからでしょう
か．

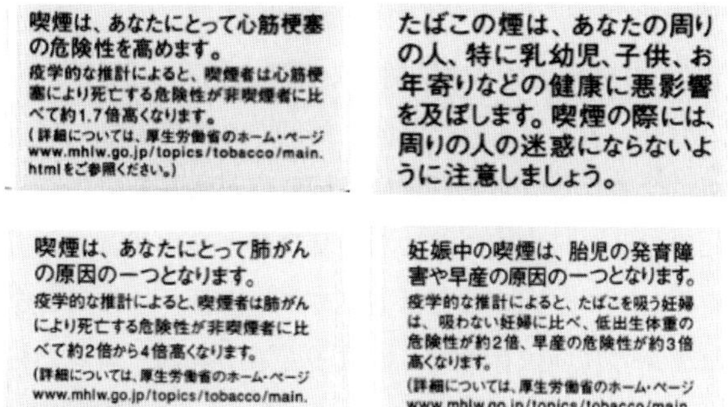

図5-10　日本のタバコ警告表示

(8) 加熱式タバコ

　数年前から従来からの紙巻きタバコと違う，新型タバコといわれる製品が現れました．
紙巻きタバコの有害性が明らかになり，外国のタバコ会社はもはやそれを認めるようにな
りました．非喫煙者だけでなく喫煙者からも煙が嫌がられるようになってきている中で，

火をつけて燃やす形式ではなく，バッテリーを使って加熱していぶす方法の製品に転換していく作戦に変わったのです．

　［電子タバコ］　フレイバーなどの液体を充てんし加熱して蒸気を吸い込むもので，外国ではニコチン液を使用しています．日本ではニコチン液は薬事法で不許可なのでタバコ製品の扱いは受けず，習慣にならないので利用が広がっていません．大麻や化学物質を充てんして使用しているアメリカでは，若者が肺疾患で急死する例が増えています．

　［加熱式タバコ］　小さな容器にタバコ葉が粉末状やシート状になってぎっしり入り，バッテリーで200度〜300度に加熱して蒸気を吸い込む製品で，蒸気の中に有害物質を多く含んでいます．加熱式タバコは2014年に世界の中で早いうちに日本の市場に導入されはじめ，まだ日が浅いことから，発がんリスクを中心とした疫学的なリスク評価については不明です．しかし，ニコチンや他の多くの化学物質を含んでいるため，紙巻きタバコより安全という保証はありません．タバコの葉の容器が小さくて子どもの口に入りやすいので，国民生活センターの報告では子どもの誤飲事故が増えています．

　以下は，加熱式タバコのリーフレットの注意文言の例です．

> 図表および「有害性成分の量を約90%カット」の表現は，本製品の健康に及ぼす影響が他製品と比べて少ないことを意味するものではありません．

> ＊加熱式タバコにリスクがないというわけではありません
> ＊タバコ関連の健康リスクを軽減させる一番の方法は紙巻タバコも加熱式タバコも両方やめることです

WHO（世界保健機関）の加熱式タバコに関する重要な情報　2019年
・タバコ葉を含んでおり，紙巻きタバコと同じ規制が必要である
・紙巻きタバコの煙に含まれる有害物質とほぼ同じ有害物質を発生させる
・本人は有害物質に暴露され，周囲の者にも受動喫煙が発生する
・有害物質の発生量のレベルが低いことは健康リスクが低くなることを意味しない
・含まれているニコチンの高い依存性は，特に子ども，妊婦，若者の健康被害に繋がる

　加熱式タバコに替えている喫煙者は，喫煙の有無を聞かれると「タバコは吸っていない」と答える場合が多いとクリニックの医師は困惑しています．また，禁煙する過程として加熱式に替えている場合もあります．しかし，ニコチン依存が継続している訳ですし，時と場所によって吸い分けていたり，またすぐに紙巻きタバコに戻ってしまう場合もあるので，ハームリダクション（やめるための手段）とはなりません．

　加熱式タバコが許可されている国はまだ少なく，現在使用している人のこれからの健康障害については，医療関係者は注視しています．

2　受動喫煙の無い社会を

(1) 受動喫煙の健康影響

　わが国の受動喫煙による年間死亡者を計算すると，15,000人に上るとの国立がん研究セ
ンターの報告を，2016年5月31日，世界禁煙デーの日に厚生労働省が発表しました．

　世界では受動喫煙が原因で年間60万人が死亡していると推計し，日本でも同様の方法で
推計しました．肺がん，虚血性心疾患，脳卒中，乳幼児突然死症候群などをもとにし，受
動喫煙暴露割合や2014年の死亡数などを計算して出した報告です．結果は男性が4,523人，
女性が10,434人となりました．

　自分は吸わないのに，人の煙で死んでしまうのはとても理不尽なことです．それは女性
が男性の倍にもなっていますが，女性は男性より喫煙者が少なく，受動喫煙の被害者が多
いからです（図5-11）．

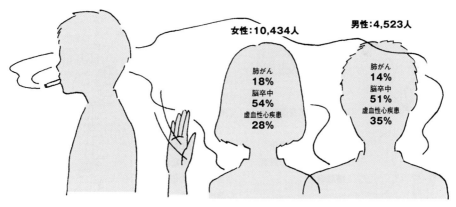

肺がん2,484人,虚血性心疾患4,459人,脳卒中8,014人,
乳幼児突然死症候群73人 合計で約1万5千人

図5-11　受動喫煙による年間死亡者推計値
資料：厚生労働省「たばこ白書」より作成

　さらに受動喫煙によりなってしまう病気は，肺がん，喉頭がん，脳腫瘍，心臓病，脳出
血，脳梗塞以外にも，肺炎，気管支炎，喘息発作などの呼吸器の病気などたくさんあるこ
とが2016年8月発表の厚生労働省の「たばこ白書」で明らかになりました．子どもの中耳
炎も家族の喫煙でかかってしまいます．子どもの身体発育にも影響することも分かってき
ました（図5-12）．

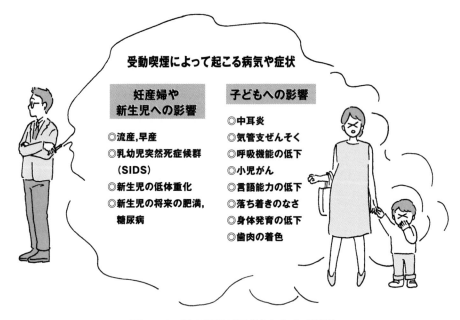

家庭に喫煙者がいる子どもへの影響

約2.2倍　　　約2.2倍　　　約2.2倍

気管支喘息　　　肺炎・気管支炎　　　中耳炎

（家庭に喫煙者がいない子どもを1とした時の発症率）

小学生時の
身長低下も
みられます.

さらに…
乳幼児突然死症候群発症の約60%は親の喫煙が原因といわれています.

受動喫煙によって起こる病気や症状

妊産婦や 新生児への影響	子どもへの影響
◎流産,早産 ◎乳幼児突然死症候群 　（SIDS） ◎新生児の低体重化 ◎新生児の将来の肥満, 　糖尿病	◎中耳炎 ◎気管支ぜんそく ◎呼吸機能の低下 ◎小児がん ◎言語能力の低下 ◎落ち着きのなさ ◎身体発育の低下 ◎歯肉の着色

図5-12　親の喫煙が子どもに与える影響
資料：厚生労働省「たばこ白書」より作成

（2）副流煙とは

　タバコの煙は本人の吸う側からの煙を主流煙といい，火のついた方からの煙は副流煙といいます．さらに喫煙者の口や鼻から吐き出される呼出煙があります．非喫煙者がこれら

の煙を吸わされることを受動喫煙といいます.

　煙だけではなく, 火のことも問題です. タバコの火は800度の温度なので触ると火傷してしまいます. すれ違いざまに, 手元に「熱い」と感じた人もいるのではありませんか? 服を焦がされた経験もありませんか? すれ違いざまのタバコの位置は, ちょうど子どもの顔の高さなのでとても危険です.

　副流煙は主流煙の成分と同じものですが, 濃度がはるかに高く, かえって有害なのです (図5-13).

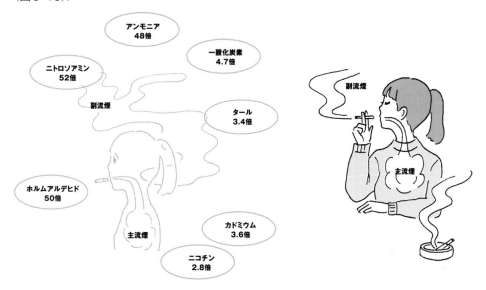

図5-13　副流煙と主流煙
資料:厚生労働省「たばこ白書」より作成

　灰皿に火のついたタバコを置いたまま, その場を離れたりする人がいますが, そのような行為は部屋の空気を汚すだけです. 副流煙の充満した部屋にいると, 頭が痛くなるのは煙の中の一酸化炭素のためです. 喫煙によって血液中に含まれた一酸化炭素が, 体内に酸素を運ぶヘモグロビンの役割を邪魔して酸素欠乏に陥るからです. そして眼が痛くなるのは煙の中のPM2.5のためです.

　マンションのベランダで喫煙する人をホタル族といって久しいですが, 最近はそれも問題になっています. 窓を開けていると近くのベランダからタバコの煙 (副流煙) が入ってきてしまい, 近隣トラブルになってしまうのです. 副流煙を避けるために窓を開けられず, 我慢している家もあるでしょう. 上の階のタバコの吸い殻で, 干していた布団が焦がされた被害もあります. 最近の集合住宅では, 管理規約に初めから「ベランダは共有空間なので禁煙」と決めているところもあります. 近所のトラブルのもとを防ぐためだからです. 自分の家族を守るためにベランダでタバコを吸っても, 隣や上下の階の家に有害な煙を流しているのでは困りますね (図5-14).

　実際に，集合住宅で階下のベランダでのタバコの煙に悩まされた住民が訴訟を起こしました．最近，「5万円の慰謝料を支払う」という判決が出ました．裁判所は「他の居住者に著しい不利益を与えていることを知りながら，喫煙を継続し，何らこれを防止する処置を取らない場合には，喫煙が不法行為を構成する」とし，判決では「自己の所有建物内でもいかなる行為も許されるわけではなく，当該行為が第三者に著しく不利益を及ぼす場合には，制限が加えられることがあるのはやむをえない」とされました．自分の家の中の空気をいつも汚されてはたまりませんね．

　もしも，外で吸ってから，すぐに家に入ってきて子どもを抱くと，呼出煙を子どもに吹きかけることになります．吸い終わってから5回以上深呼吸をして，肺の空気をきれいにしてから家に戻ってほしいものです

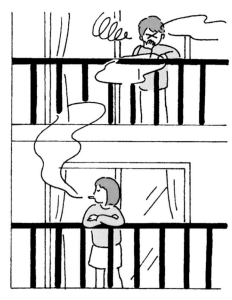

図5-14　ベランダ喫煙のトラブル

---

column

PM2.5ってなんだろう？

　よくニュースなどで耳にする「PM2.5」とは，空気中に浮遊する直径が2.5マイクロミリ以下の粒子のことで，物を燃焼した時に発生します．髪の毛の直径の約30分の1で，タバコの煙にもこのPM2.5が入っています．細かい粒子なので，鼻から吸った後に気管支や肺胞にまで到達して，全身に悪い影響を引き起こします．環境省は年間の発生量を平均 $15 \mu g/m^3$ 以下，1日平均 $35 \mu g/m^3$ 以下と規制しています．しかし，喫煙者のいる部屋ではこの基準はすぐに超えてしまいますし，喫煙所の近くでは高い濃度のPM2.5が計測されます．だから家庭や職場や飲食店でも室内の完全禁煙が求められているのです．

3　諸外国の受動喫煙対策

　国際線の飛行機が全面禁煙になってからまだ20年ほどしか経っていません．以前は長い時間のフライトでも，狭い空間で他人のタバコの煙に悩まされる空の旅でした．1987年アメリカの航空会社の非喫煙者の客室乗務員が肺がんになり，タバコ会社を訴えました．そして，肺がんと受動喫煙の関係が裁判で認められ，アメリカの飛行機内が禁煙になりました．その後，徐々に世界のすべての飛行機会社に広がりました．日本では最初は国内線が2時間以内のフライトが禁煙になり，その後1999年4月より国内線・国際線すべて禁煙になりました．客室乗務員にとっては飛行機内が職場なのですから当然です．

　飲食店については，アイルランドのパブ（飲み屋）が最初に禁煙化されたのは，やはり従業員の健康被害を防止するためでした．今では先進国のほとんどで飲食店などの屋内禁煙が広まっています．吸いたい人は外に出て吸っています．カナダ，オーストラリア，ニュージーランド，イギリス，フランス，イタリア，ギリシャ，アジアでも台湾，シンガポール，韓国，ロシア，ブラジルなど世界49か国で受動喫煙防止の条例，法律が制定されて違反者には罰則も科せている国もあります（図5-15）．イタリアでは妊婦が店内にいる場合に喫煙すると罰金が倍になります．日本は先進国のはずですが，禁煙ではなく分煙であり，空気は分けられていません．これでは禁煙席にも煙が入ってきてしまいます．きれいな空気で食事をしたい人はお店を選ばなくてはなりません．また，働く人は喫煙席にもサービスをせねばならず，アルバイトの人たちの健康被害が危惧されています．

【受動喫煙防止の条例・法律が制定されている国々】

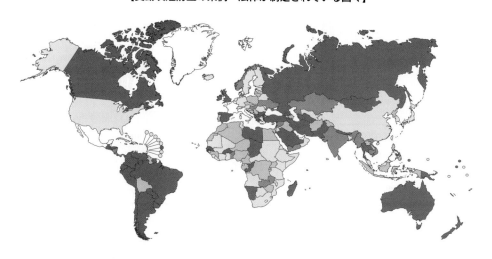

（色が濃い方が無煙環境をしっかり達成している国です）
図5-15　世界の無煙環境の現状
資料：WHO RGTE, 2015より

4　受動喫煙から身を守るには

　2020年4月1日から改正健康増進法（厚生労働省ホームページ参照）がスタートしました．従来から我が国のタバコ対策は諸外国から遅れていましたが，2020年に東京オリンピック・パラリンピックを控え，IOCやWHOからタバコの無いオリンピックの開催を強く求められていました．この法律では国および地方公共団体は，望まない受動喫煙が生じないように努めなければならないと規定しています．これは多数の者が利用する施設の管理者にも求められています．施設によって敷地内禁煙，建物内禁煙，喫煙専用室以外禁煙などの措置となっています．

　従業員を守るために事業所や飲食店は受動喫煙防止が努力義務となりました．喫煙をすることができる部屋には20歳未満の者を立ち入らせてはならないものとする，とも規定されていますので，アルバイトの際には注意してください．また，子ども連れで喫煙所に入ることも，子どもの健康上許されることではありません．

　同じ時期の4月から，受動喫煙対策の有無やその対策方法を求人票に明示することが関係省令によって措置されています．将来の就職先で受動喫煙の害のない所を選ぶことも自分の身を守ることに繋がります．

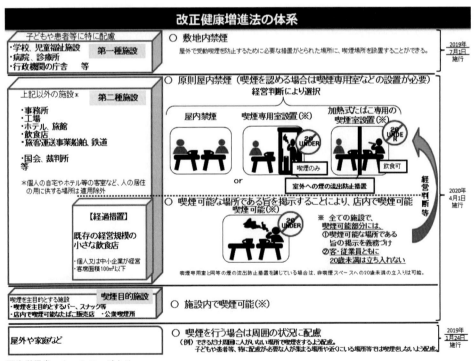

厚生労働省　ホームページより

従業員に対する受動喫煙対策について

○ 多数の者が利用する施設等では、施設等の類型・場所ごとに禁煙措置や喫煙場所の特定を行うこととするが、喫煙可能場所のある施設の従業員の「望まない受動喫煙」を防止するため、以下の施策を講ずる。

1 20歳未満の者（従業員含む）の立入禁止

　多数の者が利用する施設等の管理権原者等は、20歳未満の者（従業員を含む）を喫煙可能場所に立ち入らせてはならないこととする。

2 関係者による受動喫煙防止のための措置

　関係者（※）に受動喫煙を防止するための措置を講ずる努力義務等を設ける。その上で、これらの努力義務等に基づく対応の具体例を国のガイドラインにより示して助言指導を行うとともに、助成金等によりその取組を支援する。

※上記1の施設等の管理権原者等及び事業者その他の関係者

　また、従業員の募集を行う者に対しては、どのような受動喫煙対策を講じているかについて、募集や求人申込みの際に明示する義務を課すこととする。（今回の法律とは別に関係省令等により措置）

（参考）　ガイドラインに盛り込む措置の例
① 喫煙室や排気装置の設置などハード面の対策と助成金等利用可能な支援策の概要
② 勤務シフト・店内レイアウト・サービス提供方法の工夫、従業員への受動喫煙防止対策の周知（モデル労働条件通知書等の活用）などソフト面の対策と相談窓口等利用可能な支援策の概要
③ 従業員の募集や求人申込みの際に受動喫煙対策の内容について明示する等、従業員になろうとする者等の保護のための措置

厚生労働省　ホームページより

　受動喫煙から自分を守るためには，煙から逃げなければなりません．周りの喫煙者を減らしていく努力が必要です．家族や身近な人にタバコについての正しい情報を伝え，禁煙を勧めましょう．

　家庭に喫煙する人がいる場合は，健康影響についての情報を目につくところに置いておき，家庭内の禁煙化に協力してもらいましょう．吸う人が減ることは，受動喫煙の機会が減ることになります．近くの医療機関の禁煙外来などの情報も調べておきましょう．

　タバコの主流煙，副流煙の害を正しく認識し，外出した時は煙の害のないところを選ぶことから始めましょう．飲食店に入る時は禁煙のお店や禁煙席を選びましょう．一緒の人に合わせた煙たい喫煙席に入っては，自分の健康を守ることができません．禁煙席のニーズがあるということを店に示すことも大切です．その方がいやな気分で食事しなくても済みます．そうすれば今後，さらに禁煙のお店が増えることにつながります．

　タバコについての授業の前に，学生にアンケートを取りました（図5-16）．結果は2年間の合計です．

　アンケート結果から，せっかく禁煙席があるのに一緒の人に合わせて喫煙席に行ってしまう人がいることは残念なことでした．相手との関係にもよるのでしょうか，自分の体は自分で守るしかないのです．「禁煙席の方がおいしく食べられますよね」「喫煙席では髪に臭いが付いてしまいますよ」などといって禁煙席に誘ってみれば案外それで済むかもしれません．

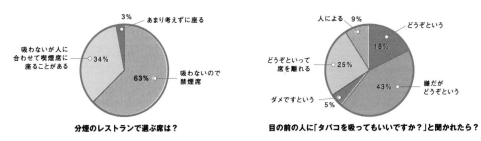

学生198人にアンケート

3%　あまり考えずに座る

吸わないが人に
合わせて喫煙席に
座ることがある　34%

63%　吸わないので
禁煙席

分煙のレストランで選ぶ席は？

人による　9%　どうぞという
18%

どうぞといって
席を離れる　25%
43%　嫌だが
どうぞという

ダメですという
5%

目の前の人に「タバコを吸ってもいいですか？」と聞かれたら？

図5-16　喫煙に対する学生アンケート

　本当は嫌なのに「どうぞ吸っても良いですよ」といってしまう人が結構いるようでした．大人になれば自分で自分を守ることしかないのですが，相手に嫌な思いをさせたはないという思いやりなのでしょうか．しかし，有害な煙を吸わされたくないことを意思表示するのは悪いことではありません．

　いろいろな調査では，多くの女子大生は付き合う男性には非喫煙者を希望しています．タバコの害に関する知識が増えれば，自分自身の身にも関係することなので，今後は女性が「煙は嫌だ」と自己主張すべきです．今後は，結婚の条件に「相手はタバコを吸わない人」をトップに挙げる人も増えるでしょう．1日1箱のタバコ代が年間15万円にもなることを考えれば，禁煙が結婚の必須条件となってもおかしくないでしょう．

　家族が喫煙習慣をもつことは，子どもへの受動喫煙の害のみならず，煙に耐性を持った子どもとなってしまい，大人になる前にタバコに手を出してしまう悪循環が続くことにもなります．

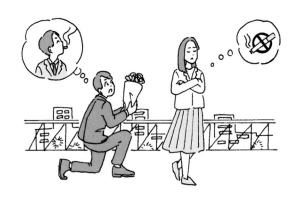

考えてみよう

● 男性と比べて女性の喫煙の健康影響はどのようなものがあるでしょうか？

● 喫煙が嗜好品なら，なぜやめにくいのでしょうか？

● 受動喫煙の害をなくすためにはどのようにしたらよいでしょうか？

第6章　女性と栄養

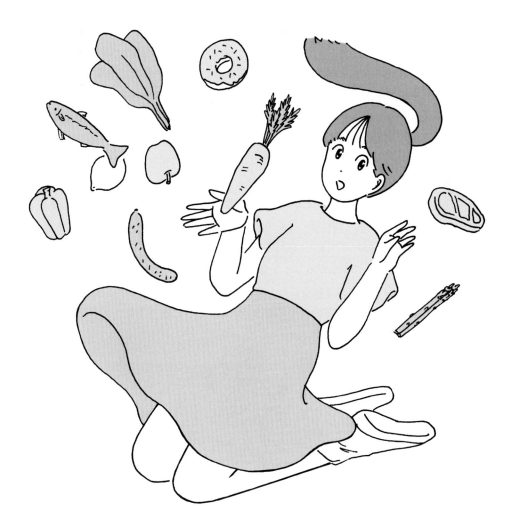

　「食べる」ということは、「生きる」ことにつながります。生きるということは、命を灯し続けることであり、そのために食べることが必要になります。自分の命を大切にするために、自分の生活をもう1度見直してみてはどうでしょうか。

　この章では、食べるという行動から始まり、健康を維持するための食、そして女性として注意しなければならない健康問題について学びます。その基礎として、科学的、生理学的、文化的、社会的な要素を含めた広い意味での健康について判断できる基礎を学びます。

1　食べるということ

(1)　人はなぜ食べるのでしょうか？

　人は何も食べなければ，どのくらい生きることができるのでしょうか？

　人が「食べる」という行為をしなくなった時，多くの人々は死んでしまいます．地震や遭難など，命に関わることが起きた時，「72時間の壁」という言葉が，1995年の阪神淡路大震災後からよく耳にするようになりました．その理由は，一般的に人は飲まず食わずの場合3日間（72時間）が限界であるといわれるからです．実際，阪神淡路大震災では地震発生後3日を過ぎると生存率が激減してしまったということがあります．

　これまでも，予期しない形で生存が確認された時，必ずそこには水に変わるものがあり，食物に変わるものがあるのです．

　人が「食べる」という行為を考える時，水と食物がなければ人は簡単に死んでしまうということです．また，最近「食べる」という行為を，面倒だと考える人も増えてきました．しかし，それでも水と何かカプセルになった食品を口に入れています．つまり，食べるという行為は，生きることにつながることを意味しています．

　「食べることは，自分が生かされること」であり，「食べることは，自分の命を育むこと」でもあり，「食べることは，自分の命をつなげている」ことになります．

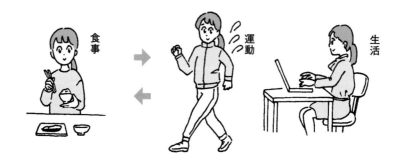

(2)　人が生きるために大切な食物とは？

　私たちが生きていくために大切な食べものについて考えてみましょう．

①水の再生と循環

　「72時間の壁」の中で，大切なものとして酸素があげられますが，食物として考えた時には水がとても大切です．それでは，水は有限でしょうか？無限でしょうか？たとえば，水は宇宙にはあるのでしょうか？宇宙飛行士の人たちは，水をどのように摂取しているのでしょうか？

　宇宙ステーション「きぼう」の中に設置されている水再生システム（Water Recovery System: WRS）では，ISSトイレ（Waste and Hygiene Compartment: WHC）で回収された尿を蒸留させ水に換えられ，室内の空気の湿度を除湿して回収した水や使用済みの水と一緒にろ過・浄化処理し，飲料水などの水を作っています（JAXAより）．

　したがって，水は宇宙には存在しないため，地球から持参した水になるものを，もう一度再生し，循環させ，飲み水などに使用しているのです．

　つまり，水は決して無限ではありません．水は有限です．この宇宙ステーションを地球だと考えると分かりやすくなります．私たちの水は，地球を循環させてできたものを再生し，生命を維持するために使用しているのです（図6-1）．

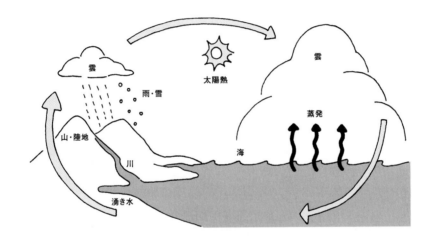

図6-1　水の循環

　したがって，私たちが飲む水コップ1杯の中には，遥か昔の水分子が含まれているのです．

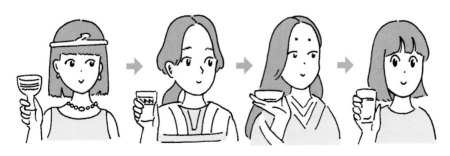

クレオパトラの時代，縄文時代，武士の時代，そして現代と，
水が地球上に存在した時から人が飲み水として
体にも通しながら水分子も循環しています．

②塩は何からできている？

　私たちの生命活動において，水の次に大切なものがミネラルです．特に血液中ではカルシウム，リン，ナトリウム，カリウムなどが，生命活動において大きな役割をします．

　塩は，一般に塩化ナトリウム（NaCl）を主な成分としたものをいいます．生理食塩水は，体液とほぼ同じ塩化ナトリウム溶液であり，0.9w/v％（weight/volume％）含む食塩水と定義されます．

　熱中症予防にも，ナトリウム，マグネシウムを中心としたミネラルが必要になります．しかし，注意しなければならないのは，常に一定のバランスが取れた体液を維持することが大切です．過剰なミネラルの摂取は，体液のバランスを崩します．日本では，1971年から日本専売公社により塩の製造が統括され，塩＝塩化ナトリウムでしたが，1997年より塩の製造が緩和され，昔ながらの流下式塩田や揚浜式塩田による塩が再び作られ，販売されるようになりました．そして今では様々な塩（ミネラル）を手にすることができるようになりました（図6-2）．

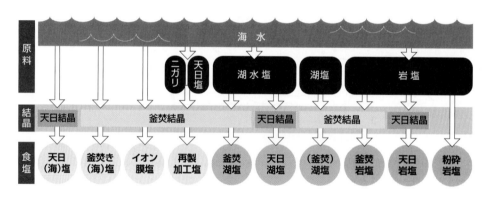

図6-2　海水からできる塩について

　さらに，近年では海以外で作られる塩，岩塩なども購入することができ，塩によっても幅広いミネラルを摂取することができます．現在，食事摂取基準では，ミネラルは，摂取基準量が多いミネラル（ナトリウム，カルシウム，カリウム，マグネシウム，リン）と，摂取基準量が少ないミネラル（鉄，亜鉛，銅，マンガン，ヨウ素，セレン，クロム，モリブデン）の基準値が示されています．

③食物の循環性

　近年，様々な環境汚染問題を改善する動きが活発になっています．しかし一方では，原子力発電所の損壊による放射性物質の拡散といった，私たちに明らかに悪影響を与える環境汚染物質や，工業や農業や生活から排出される様々な化学物質による環境汚染により，健康被害が報告されています．具体的な健康被害は不明ではあるものの，環境ホルモンによる生物，そして動植物，人への影響性も調査・研究が進められています．

　環境の悪化は，私たちの食品にどのくらい影響を与えているのか，具体的な数字は分かりませんが，水の循環と同じように，食物を考えていった時，私たちの食べる食物は，地球上の物質の循環（使いまわし）による産物であると考えることができます.

　地球上の循環システムのどこかで，環境汚染につながるものを流してしまえば，その物質は，多かれ少なかれ食品の中に含まれます.また，さらに食品添加物や農薬や消毒剤などを含んだ残った食品を捨ててしまえば，その時点で私たちは，地球上の循環システムの中で汚染物質を流していることになります.

　私たちの食物も，様々な物質を何度も利用した，循環された食品であることを意識する必要があります.

　汚染されたまま循環した食品が，命をつなぐ食物であってはならないはずです.私たちの食物は，命をつなぐ食物（巻末資料参照）であるからこそ，食物に対する感謝の気持ちがとても大切なのです.食物の感謝の気持ちが，間接的に地球環境を改善することにもつながるのです（図6-3）.

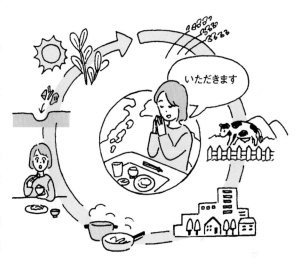

図6-3　私たちの食環境

column

持続可能な日本，そして世界へ

　2015年9月ニューヨーク国連本部において，193の加盟国の全会一致で採択された国際目標「持続可能な開発目標（SDGｓ）」.世界全体で2030年を目指して明るい未来を作るための17のゴールと169のターゲットで構成されています.その中で，食は様々な側面でかかわっています.環境にやさしい栄養学を

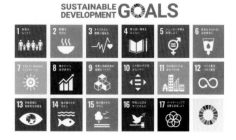

目指して.私たち1人ひとりができることから考えて行動する，世界の「Walkから Impactへ（行動から結果へ）」へ加わっていきたいものです.

(3) 地球環境と食生活

　"プラネタリーバウンダリー"という概念があります。一般的には，プラネタリーバウンダリーとは，地球や他の惑星などの大気圏と宇宙空間との境界を指します．そこに，2009年ヨハン・ロックストロム博士らが，人間の活動により地球システムが Holocene[*1]の安定した環境状態から外れ，世界の大部分に壊滅的な結果をもたらす可能性があることを提唱しました．2020年からSDGs（持続可能な開発目標）17ゴールの達成に世界中の人たちの行動が始まりました．同年5月，欧州環境庁（EEA）を中心にプラネタリーバウンダリーの概念に基づく環境負荷の報告書が公表されました．地球環境が9つの項目に区分され，それぞれの臨界点が具体的に評価されました．そして，このプラネタリーバウンダリーに，水，食料，ヘルスケアなど，人間にとって不可欠な社会的ニーズに関する最低限の基準の充足度を示した社会の境界（ソーシャル・バウンダリー）が加えられ，生活の「安全な活動空間」が定義されています（図6-4）．

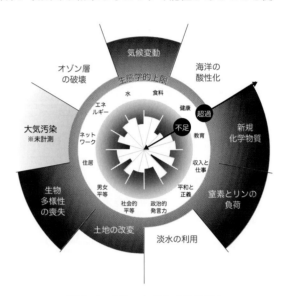

図6-4　「ドーナツ内での生活」
（プラネタリー・バウンダリーとソーシャル・バウンダリー）

「令和5年版　環境・循環型社会・生物多様性白書」より作成
(https://www.env.go.jp/policy/hakusyo/r05/html/hj23010101.html)

(4) 私たちと惑星の健康

　2015年ロックフェラー財団とランセット誌が「Rockefeller Foundation-Lancet Commission on Planetary Health」を立ち上げ，プラネタリーヘルスの概念を提唱しました[*2]．文字通り惑星の健康です．地球の自然システムへの破壊をこれからも人間が行えば，人間の健康と地球上のすべての生命はさらに大きく影響されます．その影響性を分析し，対処することに焦点が当てられ，問題解決のための学際的な分野および問題解決するための社会運動がプラネタリーヘルスの中に含まれています．

　＊1　ホロセン
地質学的な時代区分のひとつで，約1万2,000年前から現在にかけての期間を指します．
　＊2　https://www.planetaryhealthalliance.org/planetary-health
私たちの生活空間である惑星の自然環境を考慮した食生活も行っていかなければ，感染症や非感染症（NCDs），栄養が寄与する病気，精神的健康，リプロダクティブヘルス（性と生殖に関する健康）のパターンが変わっていくことが予想されています．

（5）女性に必要な栄養素とは？

　女性にとって必要な栄養素は，健康を維持する栄養素と同じですが，特に大切な栄養素があります．それら栄養素は，女性に多いといわれる疾病の予防，女性ホルモンの調整，出産や生理における貧血予防，低出生体重児（2500 g未満）の予防，老化の予防，フレイル予防，高齢者の寝たきり予防などに大切です．人は，生まれたと同時に死に向かいますが，女性のライフスタイルにとって老化を予防することが，一生涯元気に，生きていくために，とても大切であり，その中で栄養素の持つ役割は大きいのです．

①カルシウム

　カルシウムは，ミネラルの中でも最もたくさん必要とする栄養素であり，ほとんどの食品に微量ながら含まれています．したがって，どんな食品からでもカルシウムは摂取することができるのです．しかし，摂取するのであればできるだけ総量は少なく，カルシウムが多い食品を選びたいものです（4章参照）．

②たんぱく質

　たんぱく質は，命を維持するためになくてはならない物質であり，体の組織を構築するとともに，様々な機能を果たしています．炭素（C）と水素（H）と酸素（O）に，窒素（N）や硫黄（S）の元素からなる20種類のアミノ酸が，高分子構造を成し，組織などを作りあげています．9種類の必須アミノ酸は，自分の体の中で作ることができないため，食物から摂ることが重要となります（図6-4）．

　主なたんぱく質の体内での働きは，ⅰ）自分の体の防衛（ウイルスに対する抗体），ⅱ）構造（細胞やコラーゲンなど），ⅲ）体内での輸送システム（筋肉収縮時に使用されるカルシウムポンプなど），ⅳ）体内でのコミュニケーション（インスリンとインスリン抵抗性），ⅴ）酵素（a-アミラーゼなど），ⅵ）貯蔵機能（鉄を貯蔵するためのたんぱく質）などが挙げられます．体全体のたんぱく質は約80日で半分が新しく置き換わります．

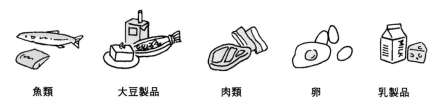

　　魚類　　　　大豆製品　　　　肉類　　　　　卵　　　　　乳製品

図6-5　たんぱく質を多く含む食品

③鉄

　鉄は，カルシウムと同じく食品の中にほとんど入っているのですが，含まれている量は少ないです．しかし，牛乳やヨーグルト類，油，野菜ではじゅんさい，果物ではりんごには鉄が含まれていません．だからこそ，バランスの良い食事が重要となります．特に，たんぱく質と一緒に食べなければ体内に貯蓄することができません．カルシウムと同様，鉄も受容体と結合し，体内に吸収されます（図6-6）．

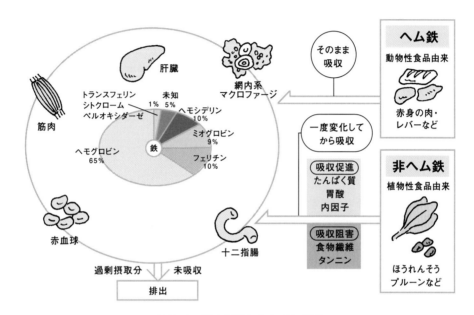

図6-6　鉄の吸収と体内での役割

　鉄の吸収に役立つ栄養素は，たんぱく質と，胃酸と同じ酸性の強いアスコルビン酸（ビタミンC）やクエン酸です．クエン酸は，レモン，グレープフルーツ，アセロラ，いちご，ライム，梅干し，酢などに含まれています．これらの食品の中にはビタミンCも多く含まれています．

　その他，胃から分泌される内因子があります．この内因子は，体内でビタミンB_{12}と結合し，鉄吸収を促進させます．

　逆に，鉄の吸収を妨げてしまう栄養素もあります．栄養が不足している場合にはフィチン酸が鉄の吸収をさらに抑えてしまいます．緑茶，紅茶，中国茶の中に入っているタンニン，ほうれんそうなどの野菜に多く，指定食品添加物のひとつであるシュウ酸（豆乳を固める豆腐用凝固剤，中華麺の食感や風味を出すためのかんすい，ハムやソーセージの組織の改良のための結着剤など，機能や用途が多岐にわたり分類が難しいものを総称したもの），亜鉛，銅も摂取バランスが悪くなると，鉄の吸収を抑えてしまう栄養素です．

④フィトケミカル（Phytochemical）

　近年，私たちの健康を維持し，疾病予防の役割が多いフィトケミカルが注目されています．フィトケミカルはエネルギーを持たず，ビタミン類，ミネラル類でもない栄養素です．

　体に必要な栄養素というよりも，むしろ薬の役割が強い要素とも考えられ，機能性栄養素ともいわれています．

　フィトケミカルとは言葉の通り，植物性の化学物質です．植物は，動くことができず，その場にいるだけで，自分の身を害虫などから守っていかなければなりません．植物が害虫から身を守ったり，葉などが虫に食べられたりした時，植物は自分の力で修復することもできます．その時に，植物の中で作られる物質を総称してフィトケミカルといわれています．赤色や紫色やオレンジ色といった色もフィトケミカルの一種になります．ポリフェノール類もフィトケミカルですが，ポリフェノール類だけでも3,000種類以上あるともいわれています．脂質関連物質，アミノ酸関連物質や，香気成分も含めるとさらに多くの種類が存在しているといわれています．これから，ますます期待されている栄養素です（表6-1）．

表6-1　主なフィトケミカル

分類		名称	含まれる植物	機能・効果
ポリフェノール	フラボノイド	アントシアニン	赤ワイン	抗酸化作用
		イソフラボン	大豆	更年期障害改善・骨粗しょう症予防
		フラボン類	セロリ・パセリ	抗酸化作用
		フラボノール類	カテキン（茶）	抗酸化作用
			りんご・たまねぎ	血圧低下作用・血栓予防作用
		フラバノン類	柑橘類	抗酸化作用・コレステロールの抑制
	非フラボノイド	カフェー酸誘導体	野菜	リラックス効果・がん予防
		リグナン類	ごま	抗酸化作用・動脈硬化予防
含硫化合物		イソチオシアネート類	ブロッコリー	抗酸化作用・解毒作用・がん予防
		システインスルホキシド類	にんにく	解毒作用・免疫力向上
脂質関連物質		非栄養系カロテノイド類	ほうれんそう	抗酸化作用
		β-クリプトキサンチン	みかん	骨粗しょう症予防・免疫力向上
		リコペン	トマト	抗酸化作用
糖質関連物質		β-グルカン	きのこ類	免疫力向上
		フコイダン	海藻	免疫力向上
		ペクチン	りんご	便秘解消・コレステロール抑制
アミノ酸関連物質		タウリン	いか・たこ・魚介類	肝機能改善・疲労回復・血圧改善
		グルタチオン	酵母・レバー※	抗酸化作用・放射線障害予防
香気成分		オイゲノール	バナナ	抗酸化作用・免疫力向上
		リモネン	柑橘類	抗酸化作用・抗アレルギー作用

※レバーはビタミンAも多く過剰摂取には注意しましょう.

2　健康維持のための食

　健康を維持するための食と考えると，誰もがバランス良い食事と考えるかもしれません．しかし，実際の生活の中でバランスの良い食事を摂ることは，とても難しいのです．

　それでは，正食（正しい食）の中でのバランス良い食事と考えるとどうでしょうか．正食が，健康を維持するためにとても大切だと考えます．

　化学的な視野からのバランスのとれた食事，一方ではバランスがとれた食事ではないかもしれませんが，家族団らんで，大皿にもった食事をみんなと分けながら食べる，社会・文化的な視野からの正食だと考えます．

　特に，成長していく段階で，健康を維持する食に対する項目が増えていきます（「食を通じた子どもの健全育成（－いわゆる「食育」の視点から－）のあり方に関する検討会」報告書より厚生労働省）．

　社会・文化的な視点からの健康維持のための食について説明します．

（1）授乳期・離乳期

　授乳期には母乳（ミルク）を，目と目を合わせ，優しい声かけと，温もりを通してゆったりと飲むことで，心の安定がもたらされ，食欲と心の成長が育まれていきます．

　離乳期は，離乳食で初めての食材を体に適合させていきます．生きる力があれば自然と欲しがります．しかし，十分に生きる力がなければ「食べること」から生きる力を学んでいきます．そして，「かみかみ・ごっくん」といった噛むこと，飲み込むことは，この時期からの学習によって身につくのです．

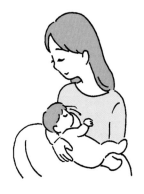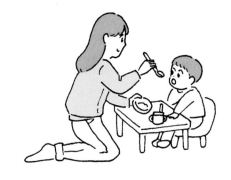

　離乳期も後期になると，自分でつかんで食べたいという意欲が芽生え，手づかみで食べ始めます．「手づかみ食べ」は，食物を目で確かめて，物をつかんで，口まで運び，口に入れるという行動の発達です．それを繰り返すうちに，スプーンや食器にも関心を持ち始め

ます．いろいろな食物を見る，触る，味わう体験を通して，自分で進んで食べようとする力を育んでいくのです．

POINTs

授乳期・離乳期

―― 安心と安らぎの中で食べる意欲の基礎づくり ――

- 安心と安らぎの中で母乳（ミルク）を飲む心地よさを味わう．
- いろいろな食物を見て，触って，味わって，自分で進んで食べようとする．

---

(2) 幼児期

　幼児期には，生活の中での睡眠，食事，遊びといった活動にメリハリが出てきます．一生を通じての食事リズムの基礎を作る重要な時期になります．また，活動範囲が少しずつ広がり，好奇心も強くなってくるので，食への興味や関心が持てるように，食べる意欲を大切にして，食の体験を広げていきます．

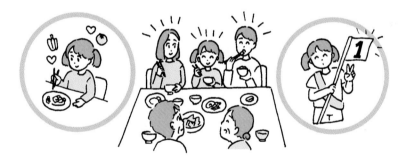

POINTs

幼児期

―― 食べる意欲を大切に，食の体験を広げよう ――

- おなかがすくリズムが持てる．
- 食べたいもの，好きなものが増える．
- 家族や仲間と一緒に食べる楽しさを味わう．
- 栽培，収穫，調理を通して，食物に触れ始める．
- 食物や身体のことを話題にする．

(3) 学童期～思春期

　学童期，思春期には，さまざまな学習を通して，栄養バランスや食料の生産・流通から食卓までのプロセスなど，食に関する幅広い知識を習得していきます．健康や福祉，環境問題や国際理解など，多くの課題との関連のなかで，食の広がりについて学んでいきます．

　学童期には，体験的に健康を維持することを，思春期からは自ら考えながら健康に対して意識して食べ始める時期です．

POINTs

学童期

—— 食の体験を深め，食の世界を広げよう ——

- 1日3回の食事や間食のリズムが持てる．
- 食事のバランスや適量が分かる．
- 家族や仲間と一緒に食事づくりや準備を楽しむ．
- 自然と食物との関わり，地域と食物との関わりに関心を持つ．
- 自分の食生活を振り返り，評価し，改善できる．

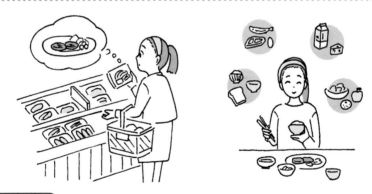

POINTs

思春期

—— 自分らしい食生活を実現し，健やかな食文化の担い手になろう ——

- 食べたい食事のイメージを描き，それを実現できる．
- 一緒に食べる人を気遣い，楽しく食べることができる．
- 食料の生産・流通から食卓までのプロセスが分かる．
- 自分の身体の成長や体調の変化を知り，自分の身体を大切にできる．
- 食に関わる活動を計画したり，積極的に参加したりすることができる．

3 栄養素的視点からの食

食事バランスガイド（農林水産省）を参考に考えていきましょう（図6-7）. 健康を考えていく上で栄養素は大切ですが，日ごろの生活では，栄養素を気にしながらの食事は難しいです. そこで，食事バランスガイドを参考に，日ごろの食を考えていきましょう.

食事バランスガイドは，料理で見せることができるので，一目で自分たちが必要とする量が分かります.

日本の伝統文化の1つの駒を形どり，駒が倒れないように食べることがバランス良く食べることを意味します.

1番多く食べてもらいたいものが，駒の1番面積が広いところになっています. 主食，副菜，主菜，果物，乳製品，駒のつまみは適度な水分補給，適度な間食の必要性は，駒から出ている紐で表してあります. 自分の体重や，運動量に応じて食べる量が異なります.

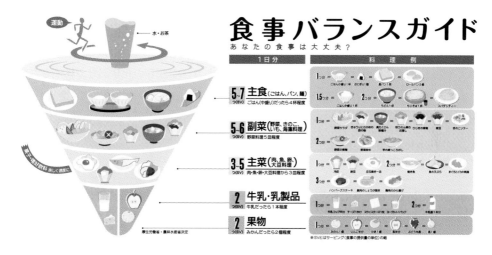

図6-7 食事バランスガイド（農林水産省ホームページより）

(1) 健康に必要な栄養素

　バランスガイドで示した食品は，それぞれ様々な栄養素によって構成されています．エネルギーを示す栄養素に，ビタミン，ミネラルが加わる5大栄養素に加え，フィトケミカルをはじめとした有効成分が含まれています（図6-8）．

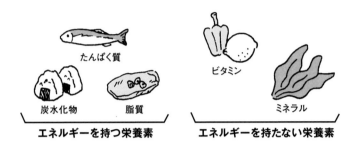

たんぱく質

ビタミン

炭水化物　　脂質　　　　　　　　　　　ミネラル

エネルギーを持つ栄養素　　　**エネルギーを持たない栄養素**

図6-8　5大栄養素とは

　炭水化物と脂質はエネルギーを持つ栄養素で，炭素（C），水素（H），酸素（O）の組み合わせからできています．たんぱく質は，主に炭素（C），水素（H），酸素（O）に窒素（N）が加わり，少しだけ硫黄（S）が加わるものもあり，これらの化学記号で構成されています．そして，エネルギーを持たない栄養素では，有機化合物の総称がビタミンであり，無機質がミネラルです．

(2) 食品と体内の結びつき

　私たちの体の機能を考える前に植物について考えてみましょう（図6-9）．
　植物は，太陽からエネルギーを受け取り，空気中の二酸化炭素や土壌の炭素を利用し，根から吸収した水でグルコース（糖）を蓄えています．炭水化物は，本来は植物の中に蓄えられたグルコース（糖）としての働きから生まれてきた言葉です．
　次に，私たちの体での栄養素の流れについて考えていきましょう．
　ここで重要なことは食物が体内の様々な消化酵素で分解され，血液やリンパ液に栄養素が流れていくということです．近年では，そこへ腸内の微生物の働きが私たちのエネルギーおよび栄養素を作っているといわれていますが，ここでは食物の栄養素のみに注目していきます．

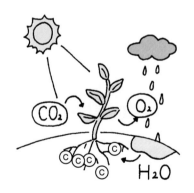

CO_2

O_2

H_2O

図6-9　植物の栄養の摂り方

　私たちは，口から食物を摂ります．よく噛むことで唾液が分泌され，主に炭水化物を分解し始めます．唾液からは炭水化物分解酵素が分泌されるのです．そして，口の中の食物の塊が咽頭（喉ぼとけ）を通過する時，それらの栄養素がどのようなものであるかを，脳へシグナルを出します．私たちは，脳の働きによって栄養素を体内に摂り入れているのです．そして，分解され始めた食物は食道を通り，膵臓や胆嚢からも酵素が分泌され，胃でさらに食物が分解され，十二指腸でも酵素が分泌され消化され，小腸の空腸と回腸で分解された栄養素が主に吸収されます．吸収は，小腸の繊毛で行われ，その繊毛は上皮細胞で覆われています．　つまり，その上皮細胞では，分解された最少単位の栄養素が浸透，拡散，能動輸送といった方法により，上皮細胞を通過し，その下に存在する血管とリンパ管へと移動し，血液とリンパ液の中に栄養素が入ります．その栄養素は肝臓へと運ばれ，私たちの体全体に血液とリンパ液を通して分配されるのです（図6-10）．このような流れで体内に入った栄養素の一部が，私たちの体を構成していくのです．吸収されないものは，汗，尿や便として体内から排出されます．

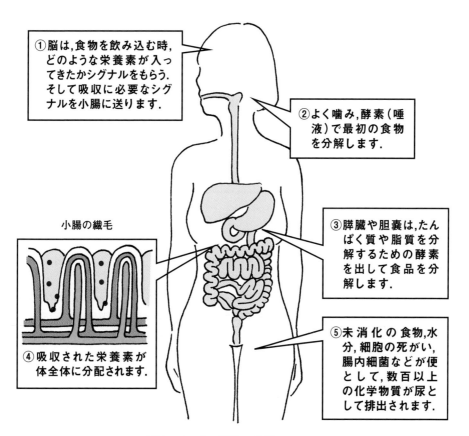

①脳は，食物を飲み込む時，どのような栄養素が入ってきたかシグナルをもらう．そして吸収に必要なシグナルを小腸に送ります．

②よく噛み，酵素（唾液）で最初の食物を分解します．

③膵臓や胆嚢は，たんぱく質や脂質を分解するための酵素を出して食品を分解します．

⑤未消化の食物,水分，細胞の死がい，腸内細菌などが便として，数百以上の化学物質が尿として排出されます．

小腸の繊毛

④吸収された栄養素が体全体に分配されます．

図6-10　人の消化・吸収について

健康を考える時，体がどのような構造をしているか考えてみましょう．

体のすべての組成の合計が，体重の値になります．その内，体の水分は一般に約60%あり，高齢になるほど体内水分が減少します．

体重＝
（必須脂質＋水分＋たんぱく質＋ミネラル＋グリコーゲン＋残余化合物）＋非必須脂質
＝徐脂肪体重＋脂肪≒LBM+Fat

LBMとは，Lean Body Massと訳されますが，正確には**除脂肪体重**とは異なります．脂質，水分，たんぱく質，グリコーゲンからの有機化合物として，炭素（C）・酸素（O）・水素（H）・窒素（N）の4元素は，体の中の約95%を占めています．残り約5%がそれ以外のミネラルであり，燃焼させた時に残る灰から，灰分ともいわれています（図6-11）．

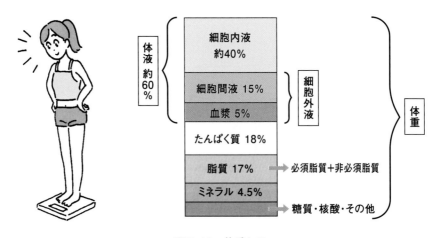

図6-11 体重とは

column

腸内細菌叢に関する研究

皆さんにとって，腸内細菌という言葉はとても身近になっていると思います．私たちの体は微生物叢を持っています．国立研究開発法人科学技術振興機構 研究開発戦略センターでは，「ヒト微生物叢（microbiome）に関する研究開発戦略のあるべき姿」という報告がなされています．栄養学における代謝の分野においても，微生物叢のかかわりが報告されています．今後ますますこの分野が発展することで，私たちの栄養学の考え方も変わってくるかもしれません．"自分のために食事をするのではなく，自分の体の微生物叢のために食事をする．" さて，皆さんはどう考えますか．

4　食品の表示

　食品の表示には，私たちが食品を購入する時，食品の内容を正しく理解し，選び，食べる際の安全性を守るために，重要な情報源となります．販売者は，その食品について十分な情報を提供する責任があり，購入する側は，自己責任で購入することにもなります．

　そして万が一，事故が生じた場合には，その原因の究明や製品回収など行政からの措置を敏速かつ適格に行うための手掛かりとなります．

(1)　食品の成分表示

　食品の安全性，摂取への安全性の確認のために，食品には，何が入っているか表示されます．嘘の表示をした場合や，消費者への過大な期待をあおるような表示もしてはいけません（図6-12）．2020（令和2）年より，新たな食品表示制度が完全に施行されました．

❶原材料名

　使用した添加物（栄養強化の目的で使用されるもの，加工助剤，キャリーオーバーを除く）と，その他の原材料は明確に区分される．重量の割合が高いものから順に一般的な名称で表示．

❷内容量

　計量法に従い，量（グラムなど）や体積（ミリリットルなど），個数など．

❸❹アレルギー表示

　特定原材料であるアレルゲン8品目は義務，特定原材料に準ずるもの20品目は推奨表示である．特定原材料が名称を表示し，特定原材料は（○○含む）と表示される．

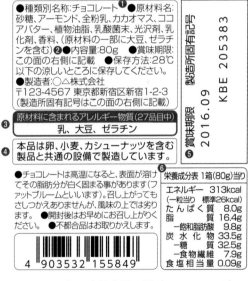

図6-12　加工食品表示の例（チョコレート）

❺賞味期限表示

　比較的長く保存できる食品であり，期限がすぎたからといってすぐに食べられなくなるわけではない．3か月以内は年月日で，3か月以上保存可能な食品は，年月で表示される．将来食品ロス削減と加工技術の向上により賞味期限が延長されるかもしれない．

❻栄養成分表示

　表示が義務化された栄養成分表示である．ナトリウムは，ナトリウム塩が添加されている時は食塩相当量，ナトリウム塩が添加されてない時は，ナトリウム（食塩相当量）となる．

①アレルギー表示

　　食事をした時,体が食物（に含まれているアレルギー物質など）を異物として認識し,自分の体を防御するために過敏な反応を起こすことがあります．このことを,食物アレルギーといいます．特定のアレルギー体質を持つ人たちの健康危害の発生を防止する観点から,過去の健康危害などの程度,頻度を考慮し,容器包装された加工食品へ特定原材料を使用した旨の表示を義務づけています（表6-2）．

表6-2　アレルギー表示

	表示について	アレルギー物質
食品表示基準 （特定原材料）	表示義務がある	卵, 乳, 小麦, そば, 落花生（ピーナッツ）, えび, かに, くるみ
消費者庁次長通知 （特定原材料に準ずるもの）	表示を推奨する （義務はない）	オレンジ, りんご, キウイフルーツ, バナナ, もも, 大豆, まつたけ, やまいも, 牛肉, 鶏肉, 豚肉, あわび, いか, いくら, さけ, さば, ゼラチン, カシューナッツ, ごま, アーモンド

　　主なアレルギーの症状には下記のようなものがあります．

【主な食物アレルギーの症状】（厚生労働省資料より）

皮膚粘膜症状
- 皮膚症状：かゆみ, じんましん, むくみ, 発赤疹, 湿疹
- 結膜症状：眼結膜充血, かゆみ, 流涙, まぶたの腫れ

消化器症状
- 吐き気・嘔吐・腹痛・下痢
- 慢性の下痢による蛋白漏出・体重増加不良

上気道症状
- 頬の内側, のどのかゆみ・違和感・炎症による腫れ
- のどのつまり・息苦しい
- くしゃみ・鼻水・鼻がつまる

下気道症状
- 咳・呼吸音がゼーゼー, ヒューヒューとなる・呼吸困難

全身性反応
- ショック症状
- 不安感・無力感・冷汗
- 脈拍が弱くなる・血圧低下・動悸

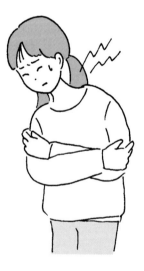

②遺伝子組み換え食品の表示

　遺伝子組み換えとは，生物の細胞から有用な性質を持つ遺伝子を取り出し，植物など
の細胞の遺伝子に組み込み，新しい性質をもたせることをいいます（**表6-3**）.

　遺伝子組み換え技術では，生産者や消費者の求める性質を効率よく持たせることがで
きる点，組込む有用な遺伝子が種を超えていろいろな生物から得られる点が違います.

　例えば，味の良い品種に乾燥に強くなる遺伝子を組み込むことで，味が良く乾燥にも
強い品種ができたり，味が良いが病気に弱い遺伝子に，病気に強い遺伝子を加えること
ができます. 消費者が正しく理解できる情報発信を目指して，任意表示は2023年4月1
日から新しい制度になりました.

表6-3　遺伝子組み換え食品の表示

	農産物（8作物）	性質	加工食品（33食品群）
表示義務あり	大豆	●特定の除草剤で枯れない ●特定の成分（オレイン酸など）を多く含む	1. 豆腐・油揚げ類　2. 凍豆腐，おから及び湯葉 3. 納豆　4. 豆乳類　5. みそ　6. 大豆煮豆　7. 大豆缶詰及び大豆瓶詰　8. きな粉　9. 大豆いり豆　10.1.～9.を主な原材料とするもの　11. 大豆（調理用）を主な原材料とするもの　12. 大豆粉を主な原料とするもの 13. 大豆たん白を主な原材料とするもの　14. 枝豆を主な原材料とするもの　15. 大豆もやしを主な原材料とするもの
	とうもろこし	●害虫に強い ●特定の除草剤で枯れない	16. コーンスナック菓子　17. コーンスターチ 18. ポップコーン　19. 冷凍とうもろこし　20. とうもろこし缶詰及びとうもろこし瓶詰　21. コーンフラワーを主な原材料とするもの　22. コーングリッツを主な原材料とするもの（コーンフレークを除く）　23. とうもろこし（調理用）を主な原材料とするもの 24.16.～20. を主な原材料とするもの
	ばれいしょ	●害虫に強い ●ウイルス病に強い	25. 冷凍ばれいしょ　26. 乾燥ばれいしょ　27. ばれいしょでん粉　28. ポテトスナック菓子　29.25.～28. を主な原材料とするもの　30. ばれいしょ（調理用）を主な原材料とするもの
	アルファルファ	●特定の除草剤で枯れない	31. アルファルファを主な原材料とするもの
	てん菜	●特定の除草剤で枯れない	32. てん菜（調理用）を主な原材料とするもの
	なたね	●特定の除草剤で枯れない	―
	綿実（めんじつ）	●害虫に強い ●特定の除草剤で枯れない	―
	パパイヤ	●ウイルス病に強い	33. パパイヤを主な原料とするもの
表示義務なし	添加物		
	α-アミラーゼ	●生産性の向上	
	キモシン	●天然添加物の代替（安定供給）	
	プルラナーゼ	●生産性の向上	
	リパーゼ	●生産性の向上	
	リボフラビン	●生産性の向上	
	グルコアミラーゼ	●生産性の向上	
	α-グルコシルトランスフェラーゼ	●生産性の向上	

＊1　添加物は，遺伝子組換え微生物により作られます.
＊2　チーズ製造の際の凝乳酵素で，天然のキモシンは仔牛の第4胃から取る
（厚生労働省資料より）

③食品添加物

食品添加物とは,「食品の製造の過程において又は食品の加工若しくは保存の目的で, 食品に添加, 混和, 浸潤その他の方法によって使用する物をいう」と定義されています (食品衛生法第4条). 食品添加物の種類については図6-13に示しました.

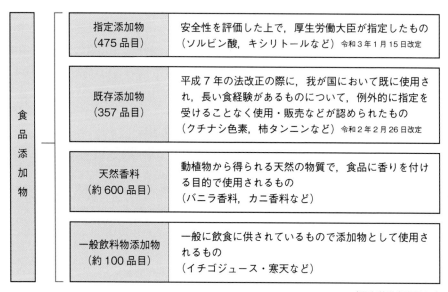

食品添加物	指定添加物 (475 品目)	安全性を評価した上で, 厚生労働大臣が指定したもの (ソルビン酸, キシリトールなど) 令和3年1月15日改定
	既存添加物 (357 品目)	平成7年の法改正の際に, 我が国において既に使用され, 長い食経験があるものについて, 例外的に指定を受けることなく使用・販売などが認められたもの (クチナシ色素, 柿タンニンなど) 令和2年2月26日改定
	天然香料 (約600 品目)	動植物から得られる天然の物質で, 食品に香りを付ける目的で使用されるもの (バニラ香料, カニ香料など)
	一般飲料物添加物 (約100 品目)	一般に飲食に供されているもので添加物として使用されるもの (イチゴジュース・寒天など)

(厚生労働省資料より)

図6-13　食品添加物の種類

(2) 生鮮食品の表示

生鮮食品の表示の必要な食品には, 農産物, 畜産物, 水産物があります (図6-14). 国産の原産地表示は, 生産の実態が異なるものの, どこで獲れたかといったことが分かるようになっています. 輸入の場合は, 輸入国を明記し, 水産物には水域も明記してあります. その他, 食品の保存方法および食品の状況が分かるようになっています.

❶❷加工日と消費期限表示

加工日は, パックされた日であり, 急速に劣化しやすい食品であるため年月日で消費期限表示される.

❸❹名称と原産地

生鮮食品の場合, 名称には品種を含めた内容を表す名称が表示される. 原産地には, 国産品の場合は, 漁獲した水域名もしくは養職場がある都道府県, 輸入の場合原産国となる.

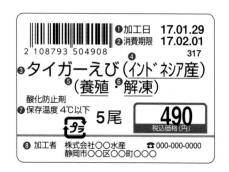

図6-14　生鮮食品の表示例

❺❻養殖・解凍

水産物に限り，養殖された旨と解凍した旨の表示がされる．

❼保存方法

保存方法は，記載されている方法で保存した場合，品質が守られる．

❽加工者

食品関連事業者のうち表示内容に責任を有するものの氏名又は名称および住所が表示される．

(3) 機能性食品

近年，フィトケミカルなどの機能性栄養素を中心に，健康を維持するためや，病気の重病化予防のための食品が開発されています．その際には，消費者庁から指定された，人による科学的な証拠に基づいた**特定保健用食品**や，**条件付き特定保健用食品**があります．

2015年からは，消費者庁からの認定はないものの，多くの科学的根拠に基づいた論文により示された，目の調子を整える食品，お腹の調子を整える食品，中性脂肪の高めの方に役立つ食品など，届け出をするだけで効能を表記できる食品もできました．しかし，これらすべては，インフォームドチョイスに基づき，企業の情報提供の下で，購入する側の責任でこれらの食品を買うことを意味しています．購入する側も，機能性食品に対する正しい情報を得て選択できるように制度がはじまりました．

機能性食品の制度の基本的な考えは，**安全性の確保**，機能性表示を行うに当って必要な**科学的根拠の設定**，適正な**表示による消費者への情報提供**の3つの柱の下，消費者の誤解を招かない，自主的かつ合理的な食品の選択に資する表示制度です（消費者庁）．

なお，近年，景品表示法に従い，科学的な根拠として疑義がある点が指摘され，消費者庁ホームページで，届出者から合理的な回答が未提出なものについて公表されている機能性食品もあります．

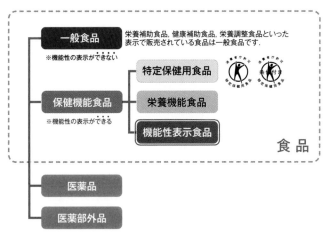

図6-15　機能性食品とは
資料：消費者庁パンフレットより，平成27年4月

5　食品のリスク

東日本大震災から食品の安全性を確保する取り組みは，これまで以上に活発に推進されています．リスク評価，リスク管理，リスクコミュニケーションの3要素から食品の安全を守る仕組みが構成されています．現在日本では，食品安全委員会がリスク評価機関として，厚生労働省，農林水産省，消費者庁，環境省等は，リスク管理機関として，それぞれ独立した形で業務が遂行されています．その中で，主な食品のリスクについて説明します．

(1) 残留農薬

平成15年の食品衛生法改正に基づき，食品中の残留する農薬，飼料添加物および動物用医薬品について，一定の量を超えて農薬などが残留する食品の販売などを原則禁止するという新しい制度（ポジティブリスト制度）が導入されました．例えば，残留基準が設定されていない無登録農薬が，一定基準を超えて食品に残留していることが明らかになった場合など，これまで規制できなかった事例についても，規制の対象となりました．

環境の面からは，ミツバチの減少に影響があるといわれているネオニコチノイド系農薬の許容量が増大しています．本当に環境にとって必要なものであるのかどうか，もう一度，消費者の私たちが考えていかなければならいのではないでしょうか．

(2) 放射能物質

国では食品中の放射性物質の基準値を設定し，検査を行い，基準値を超えている場合には，出荷を止めるなどの対策がとられています．こうした対策により，流通している食品を安全に食べることができます．平成24年4月から食品中の放射性物質について生涯にわたり食べ続けた時に，食品から受ける放射性物質の影響が，十分小さく安全なレベルになるよう，国では基準値を定めました（厚生労働省「食品中の放射性物質への対応」）．

(3) 内分泌かく乱化学物質（環境ホルモン）

"ホルモンのような影響"という部分をより科学的に表現した用語が，内分泌かく乱化学物質です．内分泌かく乱作用とは，生体の複雑な機能調節のために重要な役割を果たしている，内分泌（ホルモン系）の働きに影響を与え，生体に障害や有害な影響を引き起こすことです．すでに使用禁止のもの（DDT，PCB，TBT）があり，現在使用されているものにプラスチック製品の原料樹脂（ビスフェノールA）があります（環境省）．環境省のホームページでは，2015年6月24日付でダイオキシン・環境ホルモン対策国民会議で発表された「環境ホルモンによる子どものIQ低下は国家的損失」について説明しています．

6　周産期前後の食

「妊娠前からはじめる妊産婦のための食生活指針－妊娠前から，健康な体づくりを－」が示されています（図6-16）．特に，妊娠前からの食生活はとても大切です．近年では，**低出生体重児**（2,500g未満）が，全体の出産に対して約9％生まれています．低出生体重児で生まれてくると，生まれながらにして**生活習慣病予備軍**ともいわれています．心血管疾患に40歳以降になるリスクは，1,500g未満で1.76倍，1,500g以上2,500g未満で1.25倍，2,500以上3,000g未満で1.07倍になることが国立成育医療研究センターなどの大規模調査で明らかになりました．糖尿病や高血圧にもなりやすいです．それ以外でも，大きく育つことが困難であったり，妊娠中十分に発育しないために，誕生後に，脳や，臓器，神経などに発達の遅れが見られたりします．妊娠前から，正食（正しい食）をしていくことが大切です．

妊娠前から，
バランスのよい食事をしっかりとりましょう

妊娠中の体重増加は，
お母さんと赤ちゃんにとって望ましい量に

「主食」を中心に，エネルギーをしっかりと

母乳育児も，バランスのよい食生活のなかで

不足しがちなビタミン・ミネラルを，
「副菜」でたっぷりと

無理なくからだを動かしましょう

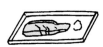

「主菜」を組み合わせてたんぱく質を十分に

たばことお酒の害から赤ちゃんを守りましょう

乳製品，緑黄色野菜，豆類，小魚などで
カルシウムを十分に

お母さんと赤ちゃんのからだと心のゆとりは，
周囲のあたたかいサポートから

図6-16　妊娠前からはじめる妊産婦のための食生活指針
資料：国立健康・栄養研究所

　低出生体重児は，生まれた時からすでに生活習慣病予備群であるという**成人病胎児期発症（起源）説**[1)] があります．つまり，胎児期での栄養不足は，その子の一生を左右させるほど重要であり，特に，**着床から 7 日間の妊婦の栄養摂取**が，子どもができた時にとても重要なポイントとなります．そのため，計画的な出産，妊婦の正食が低出生体重児の出産や，その他の胎児期に関わる障害を予防するためにとても大切なことなのです．

　　1）成人病胎児期発症（起源）説（Fetal Origins of Adult Disease：FOAD）

　　　この説では，現在増加している生活習慣病の発症理由が，「遺伝性によるもの」，「生活習慣の乱れによるもの」の他に，第 3 の発症理由の説として「受精時，胎芽期，胎児期または乳幼児期に，低栄養または過栄養の環境に曝露されると，成人病の（遺伝）素因が形成され，その後の生活習慣の負荷により成人病が発症する．」と考えられています．

　　2）人それぞれ体に存在する微生物は，最初に普通分娩により母親から 100％ひきつがれます．

　さらに，最近では不妊を予防するために，葉酸，ビタミンB_6，ビタミンB_{12}が大切であることが報告されています．特に，思春期から男子は，葉酸，ビタミンB_6，ビタミンB_{12}を中心とした食事が不妊を予防するとともに，奇形児の発症を予防することにもつながります．

ビタミンB₁₂とは？

コバルト（Co）を含むビタミンの総称です．

ヒドロキソコバラミン，アデノシルコバラミンなど主に 5 種類あります．

　植物性は焼きのり，動物性は貝類，青魚，イクラ，レバー（牛・豚・鶏）に多く含まれています．

---

column

"血液脳関門"って知っていますか？

　私たちの脳は，脂質を中心にできています．乾燥重量で脳は，脂質が約 60％を占めています．だからこそ，発育段階での脂質摂取，特にアラキドン酸やドコサヘキサエン酸（DHA）を中心とした脂質が重要です．近年，栄養神経科学といった分野での研究が発展しています．

　さらに，脳は他の臓器と異なり，脳の毛細血管細胞とのわずかな隙間に密着結合（タイトジャンクション）と呼ばれる様式で接合された"血液脳関門"という構造を持っています．この構造は脂質と低分子の物質のみ脳の毛細血管に入るようになっています．毒物や薬物から脳が守られているのですが，幼児期は発達しておらず，青年期であっても，成人期に比べて遥かに劣っています．幼児期，思春期の脳を守るためにも，口に入れるものには注意しましょう．

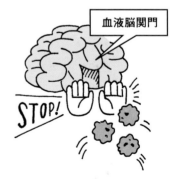
血液脳関門

STOP!

7 病気の予防のための食

(1) が ん

毎年，死亡原因の第1位は「がん」です．部位別がんの死亡率の推移では，男女共に胃がんは減少し，大腸がんと肺がんは増加しています．女性では，乳がんの増加が目立ちます．がん予防の例を表6-4に示します．

表6-4 がんを防ぐための新12カ条

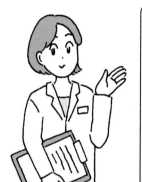

1条	たばこは吸わない
2条	他人のたばこの煙をできるだけ避ける
3条	お酒はほどほどに
4条	バランスのとれた食生活を
5条	塩辛い食品は控えめに
6条	野菜や果物は不足にならないように
7条	適度に運動
8条	適切な体重維持
9条	ウイルスや細菌の感染予防と治療
10条	定期的ながん検診を
11条	身体の異常に気がついたら，すぐ受診を
12条	正しいがん情報でがんを知ることから

資料：公益財団法人がん研究振興財団HPより

【注目されているがんを防ぐ食品】

米ぬか，ししとう，カリフラワー，クルミ，紫さつまいも，レーズン，カボチャの種，らっきょう，秋なす，きのこ類，天日干し大根，もずく，葉唐辛子，あさり，山芋，生姜

乳がんの予防

過剰な乳製品の摂取も疫学調査の結果から報告されていますが，カルシウム不足も原因となります．カルシウムの多い食品を摂取することも大切ですが，女性ホルモンが出ていることも重要となります．

(2) 便秘予防

便秘の予防には，常に水をしっかり飲むこと，ご飯を多く食べることも大切です．特に炭水化物の中のエネルギー発生が少ない多糖類である食物繊維を，水溶性食物繊維と不溶性食物繊維の組み合わせで摂ることです．紫さつまいもとレーズンにはフィトケミカルのポリフェノールが多く，さつまいもは，不溶性食物繊維であり，レーズンは水溶性食物繊

維です．その他には，グリーンピース，柿の葉のお茶，モロヘイヤなども良いです（表6-5）．食物繊維は，腸内細菌のえさにもなります．

表6-5　食物繊維の分類

		種類（含有食品）	生理作用
不溶性植物繊維	植物性	セルロース（穀類・野菜） ヘミセルロース（野菜・ふすま） リグニン（野菜・ココア） イヌリン（きくいも・ゆり根・ごぼう・にんじん） アガロース（寒天） アガロペクチン（寒天）	細胞壁を作っている成分で水に溶けないが，水を吸着保持し，腸を刺激するので消化管通過が短縮する ・便重量を増加し，便秘の予防と解消 ・満腹感の維持 ・有害物質の排泄作用 ・大腸がんの予防 ・よくかむ必要があるため 唾液分泌量が増加
	動物性	コラーゲン（動物の腱・肉） キチン（かに・えびの殻） キトサン（かに・えびの殻）	
水溶性植物繊維	植物性	ペクチン（果物，とくにりんごやかんきつ類の皮，野菜） グルコマンナン（こんにゃく） グアーガム（マメ科の植物） カラギーナン（紅藻類），アルギン酸（こんぶ，わかめ）	細胞のなかに貯蔵されている成分では水に溶け，粘性をもつ．胃内で栄養素を包み込み，小腸への移動が遅れる
	動物性	コンドロイチン（さめのひれ）	・血清コレステロール低下作用 ・食後血糖値の上昇抑制 ・血圧上昇抑制 ・膨潤（ぼうじゅん）して満腹感を与える
	化学的合成成品	ポリデキストロール（繊維入り飲料） カルボキシメチルセルロース（増粘剤，安定剤）	

資料：堤ちはる・土井正子編著「子育て・子育ちを支援する子どもの食と栄養」萌文書林2011より

つくってみよう　便秘を予防するレシピ

紫さつまいもとレーズンの茶巾

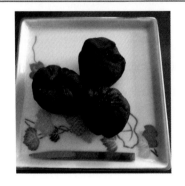

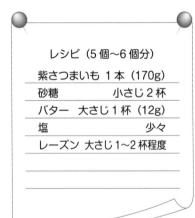

レシピ（5個～6個分）

紫さつまいも	1本（170g）
砂糖	小さじ2杯
バター	大さじ1杯（12g）
塩	少々
レーズン	大さじ1～2杯程度

【つくり方】

手順1　紫さつまいもの皮をむき，さっと水にさらす．その後電子レンジや蒸し器で蒸す．

手順2　蒸した直後熱いうちに，砂糖と塩をふりかけほぐす．ほぐし終わるころにバターを加えて滑らかにする．

手順3　レーズンを加え再度かきまぜる．

手順4　サランラップを利用し，小さじ2杯程度の量を入れ，丸めて最後絞ってできあがり．

(3) 月経痛

　月経痛は，血液の流れが滞っている時にも痛みが強くなります．体を冷やしたり，きつい洋服を着たりして血液の流れを悪くすることをやめましょう．生理前・生理中のアルコール摂取は控えましょう．また，一時的でも過剰な糖分摂取を行うと，血液中の血糖値が高まります．血液中に0.1％以上のブドウ糖が増えた場合，血液にブドウ糖が多くなり，血液の流れが停滞しやすくなります．過剰な糖分の摂取を控えましょう．

つくってみよう　月経痛を防ぐためのレシピ

素早くできる豚汁（2人前）

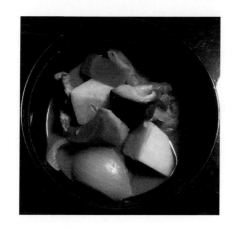

レシピ

ごぼう	15cm 程度
さといも	1 個
たまねぎ	1/2 個
人参	5cm 程度
しいたけ	適量
豚肉	40g
油	大さじ 1 杯
水	300mL
	（鳥のだしでもおいしい）
味噌	大さじ 1 杯弱
だし	適宜
醤油	小さじ 1 杯弱
砂糖	小さじ 1 杯

【つくり方】

手順1　ごぼうは泥が多少残る程度に洗い乱切り，さといもは皮をむき，乱切りにし水につける（すぐ使う時は省略しても良い）．

手順2　たまねぎ，人参も皮をむき乱切りにする．豚肉は少し細かく切る．

手順3　鍋に油をひき，豚肉，ごぼう，人参を加えしっかり炒める．
　　　　途中たまねぎとさといもとしいたけを加えて炒める．

手順4　よく炒めたら水を加え，具に火が入るまで煮る．汁が蒸発した場合は水を加える．

手順5　具に火が入ったら，いったん火を止めて，味噌を加える．その後，火をつけ温める．
　　　　最後に，味を調整するために醤油と砂糖を適量加えできあがり．

（4）鉄欠乏性貧血

　貧血は，体内の出血が原因のことが多く，特にスポーツ選手では，バレーボールなどで足の裏に大きな衝撃を受けた場合，そのことが原因で毛細血管が切れて出血をし，鉄欠乏性貧血になることもあります．

　また，栄養不足の場合にも起こりやすくなります．特に，たんぱく質不足によることも多く，動物性たんぱく質で，赤い色が強いものを摂取しましょう．また，胃が弱い，もしくは胃の調子が悪い場合には，赤い色が強い動物性たんぱく質は消化に負担がかかります．適度な摂取を心がけ，胃の状態を良好にすることを先に考えましょう（p.97参照）．

> 【貧血を予防する食品】
> 牛肉，まぐろ，かつお，卵黄，レバー※，うなぎ※，大豆製品，かき，干しえび
> ※ビタミンAの摂りすぎにつながるため過剰摂取は注意しましょう．
> 【胃の働きを活発にさせる食品】
> 松の実，タピオカ，豆類，人参，切干し大根

つくってみよう　貧血を防ぐためのレシピ

塩鮭とブロッコリーの簡単カルボナーラ（2人前）

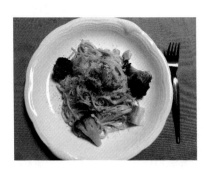

レシピ	
パスタ	160g
塩	適宜
オリーブオイル	適宜
バター	適宜
卵黄	1〜2個
牛乳	1/4カップ
塩鮭	1切れ
ブロッコリー	1/2個
こしょう	適宜
粉チーズ	適宜

【つくり方】

手順1　パスタを塩を加えた湯で時間通りにゆでる．
手順2　フライパンに牛乳を加え，塩鮭を入れ，火を通しながら切り身を細かくする．…①
手順3　茹で上がったパスタを取り出し，水を切りし，熱いうちにボールに入れ，オリーブオイルとバターをからめ，卵黄であえる．
手順4　茹で汁でブロッコリーを茹でる．…②
手順5　茹でブロッコリーと①の鮭をあえる．…③
手順6　②のパスタをお皿に盛り，③の具をのせる．
手順7　お好みで，こしょうと粉チーズをかけてできあがり．

(5) しみ・そばかす

　しみ・そばかすの原因は，いろいろとありますが，紫外線などから私たちの真皮（皮膚を構成する組織）を守るために生成されるメラトニンが多くなることで，しみ・そばかすになります．そばかすは遺伝性が高く，年齢と共に消えていくのですが，多くの紫外線を浴びてしまうと残りやすいともいわれています．

　しかし，本来は常に皮膚は新しくなっており，皮膚のターンオーバーという機能を持っています．通常は，皮膚の角質と共に，メラトニンも垢として排出されます．このターンオーバーは，年齢が上がることと，紫外線，ナイロンタオルによる摩擦などの物理的刺激やストレス，ホルモンバランスの乱れなどの内的要因により，乱れてしまうとしみができやすくなります．

　先ずは，ホルモンバランスを安定にさせるための規則的な生活，睡眠，食事が大切ですが，特に予防と改善に効果的な食材は次のものです．

【注目されているしみ・そばかす予防・改善の食品】

　グレープフルーツ，みかん，オレンジ，レモンといった柑橘類，いちご，柿，クコの実，ブロッコリー，トマト，ピーマン，アセロラ，アボカド，キウイフルーツ，かぼちゃ，こまつな，あじ，胚芽米，アーモンド，ごま，ピーナッツ，豚，ささ身（鶏肉），豆乳，乳製品

---

column

しみの改善には牛乳が効果的!?

　牛乳がしみの改善に効果的とびっくりされるかもしれませんが，カルシウムの摂取と，適度な脂質の摂取，そして白色が，しみ改善につながります．

　栄養素的には，牛乳に含まれているレチノール成分が，皮膚のターンオーバーを正常に戻すことができ，たんぱく質も豊富であるため，アミノ酸から構成されるコラーゲンの生成を活発化させます．

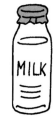

　ただし，脂質成分は，体内に取り込みたくない物質とも結合しやすく，そのため，逆に体内にそういった物質が入りやすいため，お肌のためには，牛乳の品質や製造方法を吟味することが必要かもしれません．

考えてみよう

- 食は地球上でどのように循環しているでしょうか？
- 私たちは，食品をどのように消化・吸収しているでしょうか？
- 健康を維持するためにどのような食事をすればよいでしょうか？

第7章　食中毒から身を守る

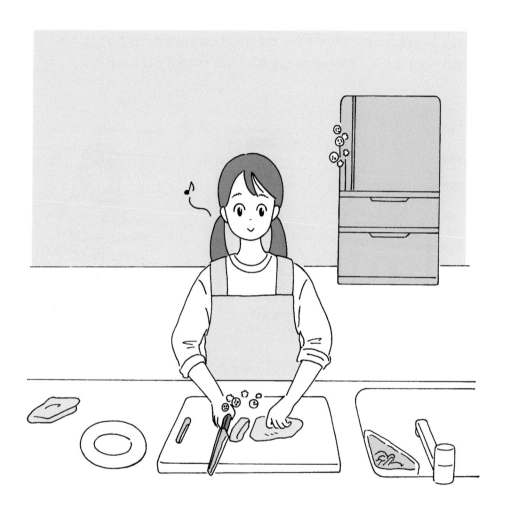

　食の安全というキーワードはいろいろな場面で耳にします．社会全体での問題であると同時に，個人の身の回りの問題でもあります．

　食中毒にかかって腹痛や下痢で大変な思いをした人はもう2度とかかりたくないと思いますよね．日常的に食べるもので具合が悪くならないようにするには，食中毒予防の原則を知ることに限ります．これは家族皆が知っておいてほしいことです．この章では比較的身近な食中毒の原因について知り，予防のための工夫として手洗い，調理の注意，キッチンの衛生などを学びます．

1　各種食中毒の発生と原因

　真夏の暑い日は食物が腐ることが心配です．食中毒は夏に多い病気かと思う人が多いようですが，月別の統計では実は冬に多いことが分かりました．これはウイルス性の食中毒が冬に多く，感染力の強いものが多いので件数が増えるからです（図7-1）．もちろん夏にも細菌性の食中毒がありますので，1年を通じて気をつけなければなりません．

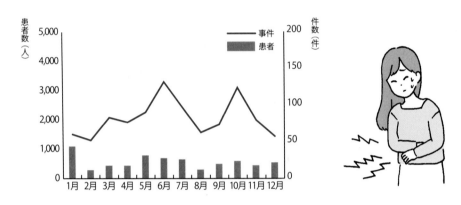

図7-1　令和4年月別食中毒事件
資料：厚生労働省「食中毒統計資料」より作図

　食中毒の発生件数でみると毎年同じような原因になっています（表7-1）．
ノロウイルスとカンピロバクターがいつも件数が多いのです．

表7-1　食中毒の発生状況

順位	平成25年		平成26年		平成27年	
	病因物質	発生件数 （患者数）	病因物質	発生件数 （患者数）	病因物質	発生件数 （患者数）
1位	ノロウイルス	328 （12,672）	カンピロバクター	306 （1,893）	ノロウイルス	481 （14,876）
2位	カンピロバクター	227 （1,551）	ノロウイルス	293 （10,506）	カンピロバクター	481 （2,089）
3位	アニサキス （寄生虫）	88 （1,551）	アニサキス （寄生虫）	79 （79）	アニサキス （寄生虫）	127 （133）
4位	植物性自然毒 （有毒植物・毒キノコ等）	50 （152）	植物性自然毒 （有毒植物・毒キノコ等）	48 （235）	植物性自然毒 （有毒植物・毒キノコ等）	58 （174）
5位	サルモネラ属菌	34 （861）	クドア （寄生虫）	43 （429）	動物性自然毒 （フグ毒・貝毒等）	38 （69）

資料：厚生労働省「食中毒統計資料」より作成

(1) 食中毒のいろいろ

　食中毒とは口に入れた食物が原因で，ウイルス，細菌，自然の毒物などにより，腹痛，下痢，嘔吐，さらに重症例では血便や呼吸障害などが引き起こされます．具合が悪くなり，医療機関を受診して，便や血液を検査して原因が分かると，医療機関は最寄りの保健所に届け出ます．そこで初めて食中毒が発生したということになります．下痢したからと自分で食中毒の判断はできないのです．

　家庭ではなく飲食店の食品が原因で食中毒が発生した場合，保健所の判断でその店がしばらく営業停止になることがあります．ですからお店の営業者は特に注意が必要です．

　例年発生件数の多いものや，身近な食品から感染する恐れのある病気について述べます．

①ノロウイルス

　年間を通して発生していて，秋から冬が特に多くなります．海中のノロウイルスが2枚貝に蓄積し，それを生で食べた人や，汚染された野菜，調理器具，手を介して感染する場合と，感染した人のおう吐物や便から感染する場合があります（図7-2）．潜伏期は24時間～48時間で，少量のウイルスでも感染力が強いので集団発生も毎年あります．熱にも強いので感染予防には90℃で90秒以上の加熱が必要です．

　おう吐物の処理の際には素手で扱わず，使い捨て手袋，マスク，エプロン，バスキャップなどで自分を防護してから処理するようにしましょう．症状はおう吐，下痢，腹痛でひどい時は医療機関で入院して点滴治療することもあります．また，消毒は普通のアルコールでは効果がなく，次亜塩素酸ナトリウム溶液が効果的です．空気中に浮遊したウイルスにも感染するので，喚気をして空気の入れ替えも必要です．

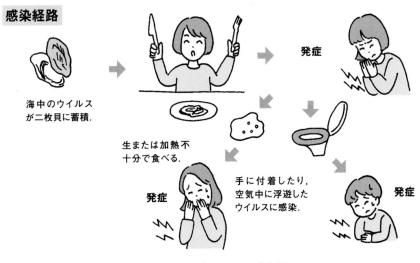

図7-2　ノロウイルスの感染図

②カンピロバクター

　鶏肉や牛レバーなどを加熱が不十分で食べると，カンピロバクターに感染することがあります．感染から1週間以内に発症し，腹痛，下痢，発熱，おう吐などが現れます．少量の菌でも発症することがあり，新鮮でも鶏肉の生食は危険です．充分に加熱してから食べましょう．子どもや高齢者は重症になりやすいので特に注意が必要です．バーベキューの時に競って充分に焼けていない肉を食べたり，生肉と焼いた後の肉を同じ箸で食べたりすると感染します．生肉用にもトングなどを使いましょう（図7-3）．

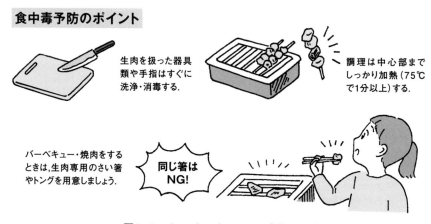

図7-3　カンピロバクターの感染と予防

③黄色ブドウ球菌

　ブドウ球菌は自然界に普通に存在していますが，手の傷などには黄色ブドウ球菌が存在することがあります．その菌の毒素エンテロトキシンが調理の時に食物について，口に入ることによって感染します．潜伏期は30分から6時間と他の食中毒より早くに発症します．症状は腹痛，おう吐です．加熱して菌が死んでも毒素が残るのが厄介です．

　おにぎりを素手で握ったり，手で直接盛り付けしたりすると感染が広がります．手に傷がある人は素手で調理しないようにしましょう．特にお弁当を作る時の調理前には，石鹸でしっかり手を洗うことが重要です．手に傷がある場合は使い捨て手袋を使用するのも感染防止の方法です．

　調理した後に常温で長い時間放置すると菌が増えるので，早めに食べるようにしましょう（図7-4）．

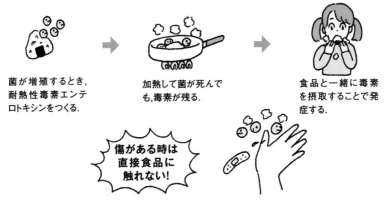

菌が増殖するとき，耐熱性毒素エンテロトキシンをつくる．

加熱して菌が死んでも，毒素が残る．

食品と一緒に毒素を摂取することで発症する．

傷がある時は直接食品に触れない！

図7-4　黄色ブドウ球菌の感染と予防

④サルモネラ

　サルモネラ菌は自然界に広く生息しています．卵の殻の表面に付着していることもあります．汚染された卵や鶏肉，その加工品で感染します．少量の菌でも食中毒を起こし，12時間から48時間と割に速く発症します．割り置きした卵を常温で長時間たってから生で食べて，サルモネラ感染で重症になり死亡した事例もあります．殻が割れている卵は食べないことや，すき焼きなどの溶き卵は割ってからすぐに使うこと，賞味期限に近い卵は加熱して食べるなどの注意が必要です．

　そのほかミドリガメがサルモネラを持っていることもあるので，ペットのミドリガメの水槽に触れた後は，しっかりと石鹸で手を洗うように注意しましょう（図7-5）.

卵の取り扱いのポイント

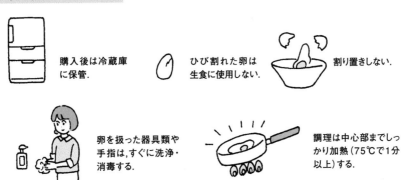

購入後は冷蔵庫に保管．

ひび割れた卵は生食に使用しない．

割り置きしない．

卵を扱った器具類や手指は，すぐに洗浄・消毒する．

調理は中心部までしっかり加熱（75℃で1分以上）する．

図7-5　サルモネラ菌の感染と予防

⑤O157腸管出血性大腸菌

　大腸菌は人間の腸内に数多く存在しますが，ふつうは病原性がありません．しかしO157やO111，O26などベロ毒素の病原性を持つ大腸菌もあります．この腸管出血性大腸菌は牛などの腸管内に生息し，牛肉や牛レバーの生食で感染します．感染すると人の腸に炎症を起こし，血液のまざった水様の下痢を生じます．潜伏期間は3日～5日と長く感染しても症状が出ないこともありますが，便から二次感染を引き起こすこともあります．子どもやお年寄りは感染すると重症になり，腎障害も引き起こすことがあります．

　井戸水や汚染された生野菜で感染することもあります．汚染されたまな板などの調理器具からも感染しますので，肉や野菜を切るまな板は使い分けしましょう．

　ステーキなどは表面が焼けていれば良いのですが，ハンバーグなどのひき肉の場合は中心までよく焼いてから食べましょう．75度で1分以上の加熱で死滅します（図7-6）．

牛肉・牛レバーの生食

生食用食肉の規格基準・表示基準に適合し，保健所に届け出た施設でのみ取り扱うことができます．

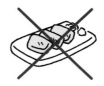

牛レバーを生食用として販売・提供はできません！

※その他の生肉料理による食中毒も多く発生しています．中心部までしっかり加熱し，生や生に近い状態で提供しないでください．

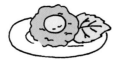

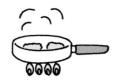

ひき肉料理，サイコロステーキ，テンダライズやタンブリング処理した肉は特にしっかり加熱！

図7-6　大腸菌の感染と予防

(2) 食中毒予防の原則

- 細菌やウイルスをつけないために，調理前には石鹸で正しく手洗いし（図7-7），傷のある手では調理しないか，手袋をします．まな板などの調理器具は肉，魚，野菜などで使い分けるようにします．魚は真水（水道水）で洗います．
- 細菌やウイルスを増やさないために，冷蔵庫を上手に使い，庫内温度を上げないように開けたらすぐに閉めます．作った料理は早く食べきるようにします．
- 細菌やウイルスをやっつけるために，調理器具やまな板は清潔にし，時々消毒する．生食以外の食品は十分に加熱し，肉類は中心温度に気を付ける．温め直しも充分に加熱する．

これらのことは家庭の中で1人だけではなく家族みんなで気をつけましょう．

手洗い手順

石けんを泡立て,手のひらどうしを,よくこすり合わせる.

両手の甲を,こすり洗いする.

指先,爪の間も念入りに洗う.

両指の股をこすり合わせ,指の間を洗う.

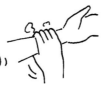

親指も,付け根から指先まで念入りに洗う.

手首も忘れずに洗う.

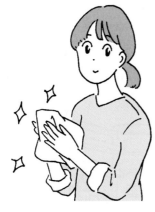

流水でよくすすいだあと,ペーパータオルでよく水気をふき取る.

アルコール消毒の場合は手を乾かしてから使用する.食べ物を扱う時や食事の時,外出から帰った時やトイレの後などには念入りに手を洗いましょう.

図7-7　食中毒予防のための正しい手洗い方法

消費期限　　賞味期限　　→製造日からの日数

安全に食べられる期限
品質の劣化が早い
食品に記載されます
消費期限を過ぎた食品は
食べないようにしてください

おいしく食べられる期限
品質が比較的劣化しにくい
食品に記載されます
賞味期限を過ぎてもすぐに
食べられなくなるわけではありません

どちらの期限表示も,「**未開封の状態**」で「**書かれた保存方法を守っている**」場合の,安全や美味しさを保証するものです.
一度開封したものは,早く食べ切りましょう！

(3) 冷蔵庫の使い方

　買ってきた生鮮食品はすぐに冷蔵庫に入れましょう．冷蔵庫の中には食品を詰め込みすぎず，空気が流れる余裕を保ちましょう．温かいものは冷ましてから入れないと庫内温度が上がってしまいます．また，家族皆が頻繁に扉を開けて中のものを探したり，すぐに閉めないと庫内温度が上昇する原因となります．上がった庫内温度が下がるためにはかなりの時間がかかります．庫内温度は10度以下に，冷凍庫は－15度以下が望ましい温度です．

　肉や魚は購入時のトレーのまま冷蔵庫に入れずに，1つひとつビニール袋に入れて肉汁などが冷蔵庫の中に流れないようにしましょう．汁が庫内にこぼれた場合は，ふき取っておきましょう．

　野菜室に土のついた野菜をそのまま入れずに，新聞紙などで包んで入れましょう．土には細菌が付いていると思ってください．時々は野菜くずなどを掃除機で吸い取りましょう．土のついた根菜類は冷蔵庫の中に入れなくても大丈夫です．

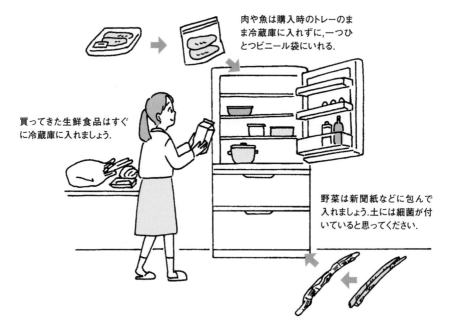

図7-8　冷蔵庫へ保存するポイント

(4) 作り置きの注意

　「作ってから1日たったカレーは味が染みておいしい」という人が多いようですが，残ったカレーをお鍋のまま室内に置いていませんか．大鍋で作ったカレーやシチューや煮物などでは，ウェルシュ菌が増えて食中毒を引き起こします．この菌は土の中や自然界に広く存在し，空気を嫌う嫌気性菌です．常温放置の間に大鍋の底で増え，芽胞を生成します．熱に強く，加熱調理後も死滅しないのです．残ったカレーは，口の広いタッパーなどで小分けにして熱がさめてから冷蔵庫で保存しましょう（図7-9）．日持ちさせるには冷凍庫でもよいです．温めて食べる時は十分に加熱してください．120度で4分以上加熱しないと，熱に強いウェルシュ菌のような芽胞生成菌は死滅しません．

　そのほかセレウス菌やボツリヌス菌も嫌気性菌です．空気を嫌う嫌気性菌であるボツリヌス菌は，土の中に存在します．この菌に感染すると呼吸障害などになり，乳児では命に関わることにもなります．天然のはちみつには，蜂が介在して土の中のボツリヌス菌が入ることもあるので，小児科ではゼロ歳児には天然のはちみつを与えないように注意しています．

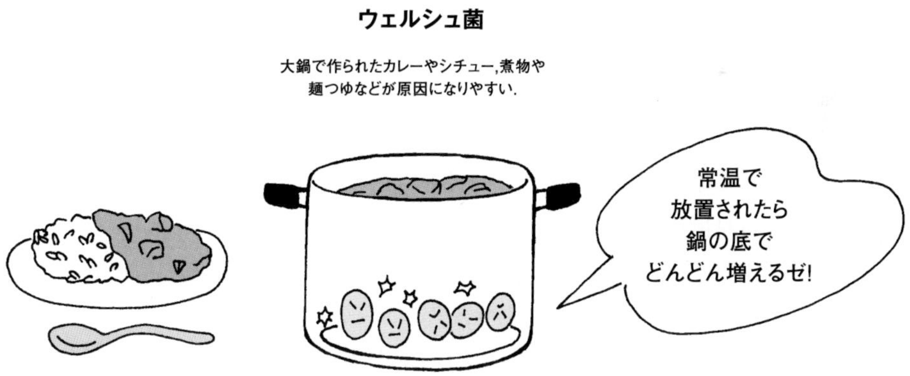

ウェルシュ菌

大鍋で作られたカレーやシチュー,煮物や
麺つゆなどが原因になりやすい.

常温で
放置されたら
鍋の底で
どんどん増えるゼ!

図7-9　作り置きのポイント

　乳児のボツリヌス菌症予防のために，ゼロ歳児には天然のはちみつは与えないようにしましょう．

(5) お弁当作りの注意

　お弁当作りは手の指に傷がある時はなるべく避けたいものですが，どうしてもという時は使い捨て手袋を使用すると食中毒の予防になります．おにぎりなどはラップで覆って握りましょう．

　夏は冷凍食品を上手に活用して，凍ったままお弁当箱に入れると，食べる時に解凍されています．生野菜は塩モミで水分を除き，米飯には梅干を細かく切って散らすと，傷みにくくなります．おかずはしっかり加熱することが必要です（図7-10）．

調理前にしっかり手洗い．　　よく加熱して菌を殺す．　　水気を切る．あら熱をとる．　　涼しいところに保管．

図7-10　お弁当作りのポイント

(6) 調理器具の清潔

　包丁やまな板から感染が広がることがあります．プロの調理人でなければ，たくさんの調理器具を用意することは難しいので，少なくとも2種類は用意しましょう．生肉など，これから加熱する食材用と，生野菜や，そのまま食べる食品用です（図7-11）．生肉，魚などに使用したまな板や包丁は，すぐに洗っても，それを生で食べるものには使用しないようにしましょう．二次汚染のもとです．調理後のあとかたづけの時は，まな板は洗剤で洗った後に，熱湯をかけて消毒をしましょう．洗わずに熱湯をかけると食品のたんぱく質が熱で固まって取れなくなってしまいます．次亜塩素酸ナトリウム溶液で消毒するのも良いです．包丁を洗う時は持つところも洗いましょう．意外と洗い忘れが多いようです．

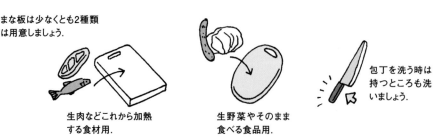

まな板は少なくとも2種類
は用意しましょう．

生肉などこれから加熱
する食材用．

生野菜やそのまま
食べる食品用．

包丁を洗う時は
持つところも洗
いましょう．

図7-11　調理器具の清潔を保つために

(7) ペットボトルや水筒の飲み残しは？

持ち歩けて，飲みたい時に飲むことができるペットボトルの飲料はとても便利です．ペットボトルにそのまま口をつけと飲むことは，現代ではとても当たり前なことです．そのまま口をつける水筒も同様です．しかし，そのペットボトルは飲み残していたらそれはどのようにしていますか．翌日に続けて飲んでいませんか．

国民生活センターでは5種類の飲料に身の回りの細菌を加えて，菌数の変化を調べてみました．

表7-2 ペットボトル飲料の微生物テスト

飲料の種類	温度		
	5℃	20℃	30℃
ミネラルウォーター	変化なし	変化なし	変化なし
ニアウォーター	変化なし	増加	増加
果汁飲料	変化なし	増加	増加
スポーツ飲料	変化なし	増加	増加
茶系飲料	変化なし	増加	増加

資料：独立行政法人国民生活センター「500mlペットボトル入り清涼飲料の商品テスト結果」

いずれの飲料も5度以下で保存した場合は菌数が増えていません．栄養が入っていないミネラルウォーターでは，細菌はほとんど増えませんでした．しかし，ジュースやスポーツ飲料などは糖分を含んでいるので，細菌などの栄養源となります．一度口をつけた飲料を長時間常温で放置した後で飲むのは食中毒につながり，とても危険です．

ペットボトル飲料を安全に飲むためのポイント

ふたを開けて口をつけて飲んだら，早めに飲み切る．飲み残しは冷蔵庫に入れて，その日のうちに飲み切る．1度に飲みきれないことが予想される場合は，直接口をつけて飲むのではなく，コップを使い飲む．夏などは飲みかけのボトルを室温に長時間放置しない．使い終わった水筒などはブラシできれいに洗いよく乾かす．

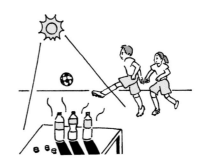

考えてみよう

- 食中毒予防の3原則　「つけない，増やさない，やっつける」とは日常のどのようなことでしょうか？
- O157食中毒の予防には肉を焼く時にどのような注意が必要ですか？
- 作りすぎたカレーやシチューはどのように保管しますか？
- 飲み残したペットボトルの飲み物はどのようにしたらよいでしょうか？

考えてみよう

食器を細菌で洗っていませんか？

　食器を洗うスポンジは清潔でしょうか．見た目では分かりませんが，細菌が繁殖しているかもしれません．使用後は洗剤を洗い流して，しっかり乾燥させましょう．時々は漂白剤で殺菌してください．

　前回の残りの泡を使って食器を洗っていませんか？変なにおいがするスポンジをまだ使っていませんか？食器と脂っこいお鍋を洗うものを分けていますか？

　今使用しているスポンジはいつ取り換えたのでしょうか？もう何か月も使っていませんか？

　いちいち覚えていられませんね．

　そのため筆者は安いスポンジを毎月の月初めに取り換えて使用しています．次の月の替えを切らさないようにまとめ買いしています．

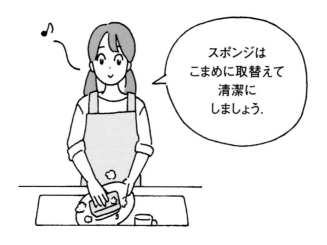

【引用・参考文献】

- 齋藤 麗子「できる！禁煙」女子栄養大学出版部，2008.
- 黒住 紗織，佐田節子「女性ホルモンの教科書〜わたしのカラダは，私が守る」日経BP社，2016年.
- 対馬 ルリ子（総監修）「生理（月経）のトラブルがつらいときの本」小学館，2008.
- 丸本 百合子「PMS月経前症候群とうまくつきあう」保健同人社，2008.
- 保志 浩「ヒトの成長と老化─発生から死にいたるヒトの一生　第3版」てらぺいあ，1997年.
- 有田 和恵（編著）「超入門解剖生理学」照林社，2007.
- 木下 勝之（監修）「いちばんよくわかる妊娠・出産」主婦の友社，2010.
- 有森 直子（編）「アセスメントスキルを修得し質の高い周産期ケアを追求する　母性看護学Ⅱ周産期各論」医歯薬出版，2015.
- シェイラ・キッチンジャー（文），レナート・ニルソン（写真），松山栄吉（訳）「おなかの赤ちゃん（Being Born）」講談社，1986.
- 医療情報科学研究所（編）「病気がみえるvol.9婦人科・乳腺外科　第3版」メディックメディア，2013.
- 瀧田 信之「それ、恋愛じゃなくてDVです」WAVE出版，2009.
- 福岡 秀興『クリニカルカンファレンス7　妊娠中の栄養管理と出生児の予後　2）胎内低栄養 環境と成人病素因の形成』日本産科婦人科学会雑誌60巻9号，2008.
- 高橋 幸子「マンガでわかる　28才からのオトメのからだ大全」KADOKAWA，2002.
- エレン・ストッケン・ダール，ニナ・ブロックマン，著：高橋 幸子（医療監修）「世界中の女子が読んだ！からだと性の教科書」NHK出版，2019.

140

【索引】

142

■■著者紹介

齋藤　麗子（さいとう　れいこ）
十文字学園女子大学　健康管理センター長・名誉教授・医学博士・医師

布施　晴美（ふせ　はるみ)
十文字学園女子大学・人間生活学部・教授・看護師・保健師

德野　裕子（とくの　ゆうこ)
十文字学園女子大学・人間生活学部・准教授・博士（学術）・管理栄養士

高橋　幸子（たかはし　さちこ)
埼玉医科大学・医療人育成支援センター・地域医学推進センター・産婦人科・助教・医師

イラスト 女性と健康 ── 第 3 版 ──

ISBN 978-4-8082-6079-8

2017 年　4 月　1 日　初版発行	著者代表 Ⓒ 齋 藤 麗 子
2021 年　4 月　1 日　2 版発行	発 行 者　鳥 飼 正 樹
2024 年　4 月　1 日　3 版発行	印　　刷　株式会社 メ デ ュ ー ム
	製　　本

発行所　株式会社 東京教学社

郵 便 番 号　112-0002
住　　所　東京都文京区小石川 3-10-5
電　　話　03（3868）2405
Ｆ Ａ Ｘ　03（3868）0673
http://www.tokyokyogakusha.com

おしゃれ障害（左：ピアストラブル　右：外反母趾のレントゲン写真）

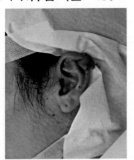
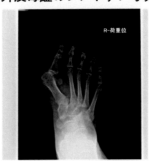

（写真提供：はなふさ皮膚科　新座院）

タトゥー除去施術

（写真提供：六本木境クリニック）

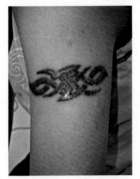
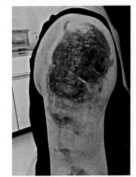

２年間で６回目のレーザー施術後（他院）　　３年間で５回目の分割切除後（他院）

正常な骨と骨粗しょう症（断面図）　（左：正常な骨　右：骨粗しょう症）

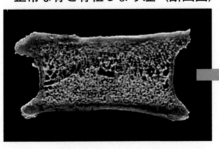
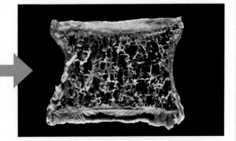

（財団法人骨粗鬆症財団HPより）

食品の良い状態を表したクロマー

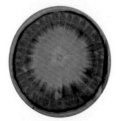
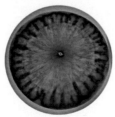

タマネギ　　　　リンゴ

　左の写真は，きれいな自然環境下で適切な農法によりできあがった食品の結晶（クロマー）です。正食に適した食品の状態を表しています。

製作者：
　ヤーフ博士（オランダ，2003年）

【巻末資料】 2

外国タバコのパッケージ

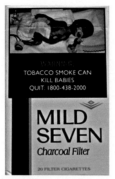
喫煙は赤ちゃんを殺します.

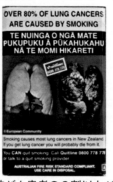
肺がん患者の8割以上が
喫煙者です.

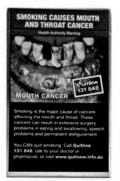
咽頭・喉頭がんの原因は
喫煙です.

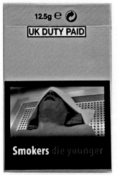
喫煙者は若死にします.

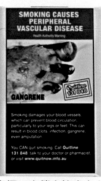
喫煙は末梢血管疾患を
引き起こす原因です.

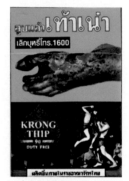
タバコを吸うと足が腐る.
（タイ）

スモーカーズフェイス：非喫煙者（左）と喫煙者（右）の表情の変化（双子）

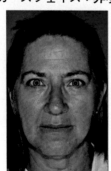

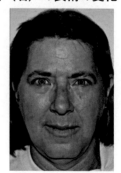

資料：AMERICAN SOCIETY OF PLASTIC SURGEONS

------ キリトリ ------

イラスト 女性と健康

学籍番号 :

氏　　名 :

授業時に提出して下さい